황금
원숭이의

한의학 강의

그래픽 노블로 다시 읽는
『황쩨내경소문(黃帝內經素問)』

황금
원숭이의

한의학 강의

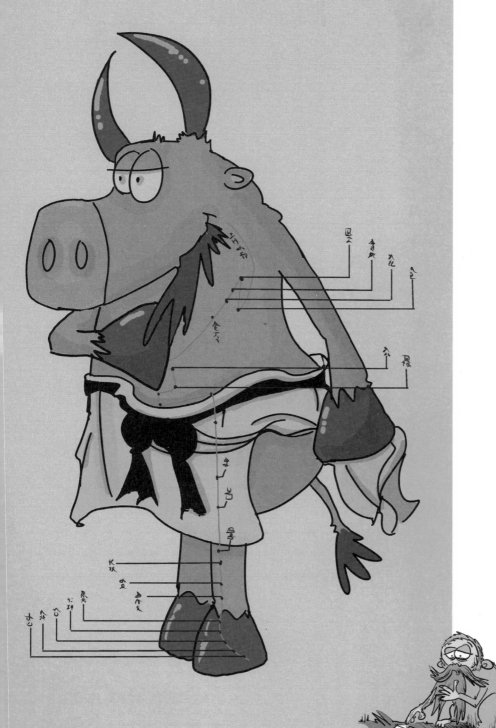

디모 미첼 지음 ● 스펜서 힐 그림 ● 조수웅 옮김

BH balance harmony

차례

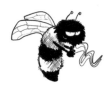

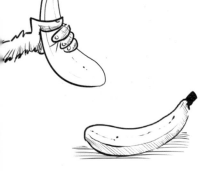

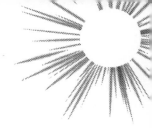

가을 건조
폐장 肺臟 과 대장 大腸 증후군 166

정글에서의 겨울
신장 腎臟 과 방광 膀胱 증후군 238

마스터 보의 죽음 272

감사의 글 276

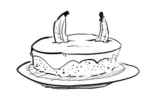

역자 서문

이 책을 볼 때 눈에 띄는 점은 한의학의 경전이라고 일컬어지는 《황제내경소문(黃帝內經素問)》편의 형식을 빌린 것이다. 황제(黃帝)와 기백(岐伯)의 이야기로 풀어가는 형식을 이 책에서는 황금 원숭이와 마스터 보(Bo)의 이야기로 풀어가며 증(證, 증후군)을 만화로 표현해나가고 있다. 그리고 하나의 증 이야기를 만화로 설명하고 난 다음에는 증상들을 다시 한 번 요약하여 정리해준다. 한의학의 어려운 내용에 유머와 위트를 곁들여 흥미롭게 풀어낸 책이다.

원서에서 정명(晴明, Bright Eyes), 지창(地倉, Earth Granary), 조해(照海, Shining Sea) 등 한의학 용어를 재치 있게 잘 바꿨다는 것을 알 수 있었다. 원래의 용어들이 영어로 잘 표현되어 있어서 번역하는 데 큰 어려움은 없었다. 본래 나의 일을 하면서 번역을 하기 위한 시간을 쪼개기가 쉽지 않았을 따름이다.

동양 문화와 도교(道敎), 장자(莊子) 등에 대한 저자들의 이해도가 높아서 팔선인(八仙人)*, 견우 직녀의 이야기 등이 책 속에서 상당히 연관성이 있게 표현되어 있다.

그리고 이 책은 증에 대해 설명하면서 처방은 패모과루산(貝母瓜蔞散) 하나만 다루고 인삼, 감초, 목향, 용안육, 오령지 등 본초(本草) 몇 가지만 언급하고 있다. 이 책을 통해 한의학의 치료원리가 균형을 잡아주는 것에서 출발하여 과함과 부족함에 있어서 과함은 덜어내고 부족함은 더해주는 것이라는 사실을 알 수 있으면 충분하다고 생각한다.

한의학은 우리의 역사 속에서 발전해왔고 우리 생활 속에 녹아 있다. 여름 보양식 삼계탕을 예로 들면 이해하기 쉬울 것이다. 땀이 많이 나서 기운이 빠지면 인삼과 황기로 보충할 수 있고, 너무 더워서 오히려 속이 냉해지는 현상을 방지할 수 있다.

---

* 팔선인(八仙人): 중국 한나라 시대에 세속을 초월한 여덟 사람이다. 종리권(鍾離權), 장과로(漿果老), 한상자(韓湘子), 이철괴(李鐵拐), 조국구(曹國舅), 여동빈(呂洞賓) 여섯 명과 남채화(藍采和), 하선고(下仙姑)의 두 여선(女仙)을 말한다.

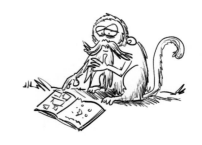

"너무 높이 서있는 사람은 뿌리가 없다.

너무 멀리 걷는 사람은 절대 그들의 목표에 도달하지 못한다.

집중하려고만 노력하는 사람은 절대 깨달음을 얻을 수 없다.

항상 자신이 옳다고 생각하는 사람은 자기오만적이다.

자기비판이 없는 사람은 아무것도 성취할 수 없다.

착각은 오래가지 않을 것이다.

위의 것들은 도(道)에서 독이다.

하고 싶은 대로 하는 것과 자만하는 것은 질이 나쁜 행동이다.

그러니 도를 따르는 사람들이여, 이와 같이 행동하지 말지어다."

- 본문 중에서

역자 스스로를 다시 한 번 돌아보게 하는 글이었다. 이 글을 보면서 같은 울림을 느끼시길 바란다.

끝으로 이 책의 번역 작업을 권해주시고 마냥 길어졌던 기간을 묵묵히 인내해주신 북스힐의 조승식 대표님께 감사드린다. 그리고 내가 나로서 있도록 해주시는 부모님, 가족들, 함께 근무하시는 분들께도 감사드린다.

2020년 9월, 조수웅

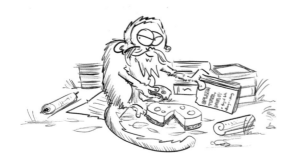

황금 원숭이

한의학 분야에서 전설적인 인물이다. 뛰어난 한의사이자 중국의 통치자로서 그가 이룬 두 가지 업적은 이 책에도 소개되었듯이 고대의 시(詩)와 고전에도 기록되어 있다. 그는 매우 박식했으며 생이 다한 후에는 불멸의 왕국으로 갔다. 그리고 그곳에서 그의 스승이었던 위대한 마스터 보와 재회했다. 황금 원숭이와 마스터 보는 열린 마음으로 환자들을 진심으로 돕고자 하는 한의학 학생들에게 수호신 역할을 하고 있다. 한의학의 기초를 다진 황금 원숭이의 노력은 지대한 공헌으로 평가받는다. 그는 윈드서핑과 오래 걷기, 그리고 바나나 초콜릿 치즈 케이크를 좋아한다.

서문

전통 한의학 공부를 시작하는 사람들에게 가장 큰 어려움은 서로 관련된 수많은 정보들을 암기하는 것이다. 삼백 개의 경혈 위치와 이름을 배워야 하고 해부학적 기준점과 어려운 용어와 개념들뿐만 아니라 여러 가지 장부(臟腑)* 증후군(症候群)*의 목록들을 알아야 한다. 이는 많은 학생들에게 극복하기 매우 어려운 장애물이 될 수 있다. 그동안 많은 학생들이 과다한 정보를 뇌가 감당하지 못해서 공부를 포기하거나 실습의 일부분을 제외하는 모습을 보았다. 그리고 많은 침술가들이 장부 증후군이 어렵다며 더 이상 배우지 않고 침구 기술을 다루는 대신 서양의학의 틀 안에서 질병 증상들을 완화시키려는 모습을 보았다. 이것은 진정 부끄러운 일이다. 근본적으로 증후군은 전통 한의학 이론의 실제적 배경이 되는 부조화의 근본 패턴을 확인할 수 있게 해주기 때문이다.

스펜서 힐은 오랫동안 알고 지낸 나의 좋은 친구이다. 그는 오래전부터 도교에 관한 그림을 그려왔다. 그는 어떤 것도 심각하게 받아들이지 않는 유쾌한 성격의 소유자였다. 그 이유만으로 그를 가르치는 내내 즐거웠다. 그는 내가 만나온 대부분의 사람들과는 달리 만화, 농담 그리고 유머로 가득한 세계에 살고 있다. 내가 그에게 무엇을 가르쳐도 그는 그 속에서 '숨겨진 농담'을 항상 발견하곤 했다. 많은 선생님들이 이 상황에 꽤 짜증냈을 테지만 오히려 나는 그에게 신선함을 느꼈었다. 내 교육방식은 매우 진중했지만, 적절히 사용된다면 유머 또한 훌륭한 배움의 도구가 될 수 있다.

나는 상당히 복잡한 도교 우주철학의 가르침에 대한 연금술 강의를 했었다. 그 강의는 오랜 시간 소요됐고, 많은 학생들이 우리가 연구해왔던 고대의 관점을 따르기 어려워 했었다. 하지만 스펜서는 내가 설명하는 동안 책 한 귀퉁이에 낙서를 하고,

---

• 장부(臟腑): 오장과 육부라는 뜻으로, 내장을 통틀어 이르는 말이다.
• 증후군(症候群): 어떤 질병이 두 가지 이상의 증세가 나타날 때 증후군이라 한다.
 병의 증상이 단일하지 않고 그 원인이 불분명할 때 사용한다.

내가 말하는 내용을 바탕으로 만화를 스케치했다. 각각의 스케치는 도교 수련을 하면서 철학 개념을 중심으로 한 농담들을 반영한 것들이었다.

그가 그린 만화들을 보니 스펜서가 두 가지 일들을 해냈다는 게 명확해졌다. 첫째, 그는 내가 오랫동안 설명한 어려운 개념을 그림으로 그려 압축적으로 표현했고, 둘째, 그는 내가 가르친 내용을 다른 학생들이 쉽게 기억할 수 있는 길을 제시했다.

그것은 아름다운 그림이었다. 기다란 단어 목록은 배우기 어렵지만, 단순한 그림들을 모은 책은 이 단어들을 매우 기억하기 쉽게 한다. 그것이 이 책을 만든 배경이 되었다.

학생들이 경락점의 위치와 기능을 배울 때, 인체라는 3차원적 상황에서 이뤄지기 때문에 확실히 쉽게 배울 수 있다. 물론 처음에는 일부가 여전히 암기하기 까다로울 수 있지만 대부분의 경우 어렵지 않다. 뿐만 아니라 각 경혈점의 이름은 이름에 맞는 이미지를 지녔다. '정명(睛明)'*, '지창(地倉)'*, '조해(照海)'*는 우리의 뇌에서 시각적인 이미지를 떠올리게 하여 기억하기가 쉽다. 그러나 장부기관 내에서 일어나는 여러 가지 증후군은 간단하지 않다. 물론 증상을 시각화하고 과거에 겪었던 질병들을 참고할 수는 있지만, 어떤 것들은 여전히 자리에 앉아서 수많은 증상 목록을 기억해야 할 것이다.

이 책은 장부기관에 영향을 줄 수 있는 구8가지 핵심 장부 증후군을 선별하여 이해하기 쉽게 제시한다. 평범한 증후군이지만 인체 내에서 장부에 어떠한 영향을 미치는지와 과함과 부족함의 부조화가 어떻게 나타나는지 보다 완벽하게 나타낸 그림을 선별 기준으로 삼았다. 이 책에서 다양한 부조화 증후군들을 배우고 나면 다른 증후군이 어떻게 나타나고, 왜 인체에 그런 현상이 일어나는지 이해하기가 수월해질 것이다. 여러분들이 이 증후군을 쉽게 이해할 수 있도록 다음과 같이 정리했다.

첫째, 과함과 부족함에 기반을 둔 부조화가 각각 장부기관에 영향을 미치는 여러 가지 방식을 보여줄 증후군을 정했다. 장부가 음에 치우칠 때와 양에 치우칠 때 나

• 정명(睛明): 족태양방광경(足太陽膀胱經)의 혈 자리로 눈의 안쪽 구석에 있다.
• 지창(地倉): 입 양쪽에 있는 혈 자리이다.
• 조해(照海): 복사뼈 아래 우묵한 곳에 있는 혈 자리이다.

타나는 증후군을 포함하도록 했다.

둘째, 알기 쉽고 명확한 증후군의 증상과 증후만을 선정했다. 더 많은 증후들을 목록에 수록하지 않고, 각 증후군을 쉽게 구별해 낼 수 있는 중요한 증상만 실어서 실력을 기를 수 있도록 하였다. 그러므로 이 책을 출발점으로 생각해야 한다. 일단 증후군을 이해하고 그것들을 충분히 식별할 수 있다면, 더욱 포괄적인 증상 목록을 만들어 추가적으로 익히고 더 나아가 진료할 때 활용할 수 있는 자신만의 목록을 만들어야 한다.

셋째, 나는 증후군을 학습하려면 신체적인 증상을 알아야 한다고 생각하기 때문에 만화의 내용 안에 설진(舌診)*과 맥진(脈診)*의 내용을 포함시키지 않았다. 하지만 이에 동의하지 않는 사람들이 많기에 증후군 만화에 이어지는 증상 목록에 붉은 상자를 두어 설진과 맥진의 증후를 담았다. 만화 속 이미지와 증상, 그리고 유머를 연결하면 증후군을 쉽게 기억할 수 있을 것이다.

스펜서는 어려운 도교적 지식이 만화 곳곳에 스며들게 하였다. 어느 한 컷도 임의로 두지 않고, 이야기 속 등장인물의 이름과 그들이 방문한 장소, 그리고 작은 정보에도 도교적 내용을 담았다. 한의학만 공부한 학생들에게 몇몇 언급들은 이해하기 힘들 수 있으나, 여러분 주변의 '기공', '내공'과 '연금술사'들은 자신이 얼마나 도교적인 얼간이인지 깨달으면서 많이 즐거워할 것이다.

다모 미첼

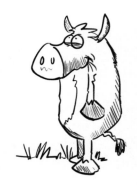

• 설진(舌診): 눈으로 혀의 상태를 보고 진찰하는 방법이다.
• 맥진(脈診): 손목의 안쪽을 엄지로 짚어보고 진찰하는 방법이다.
  맥박의 수와 강약, 그리고 빠르기와 지속성 등을 관찰한다.

마스터 보와의 만남

전설적인 황금 원숭이가 태어났을 때 그는 천부적인 지혜로 그의 모든 스승들을 일찍이 감동시켰다. 그의 스승들은 그가 젊은 나이지만 하나를 가르치면 이미 열을 안다는 사실을 깨달았다. 자연의 방식을 관찰하며 배우는 황금 원숭이의 능력은 그가 만나는 모든 사람들을 많이 놀라게 했다. 나무 타기, 바나나 고르기, 이 잡기, 똥 내던지기 등의 기술은 3살 때 이미 어른 원숭이 수준이었다. 그는 숙련된 기술 덕분에 타고난 리더로 자연스럽게 인정받았고 정글의 황제가 되었다.

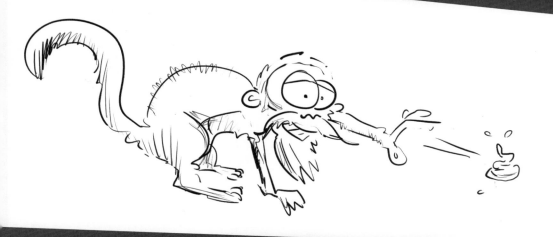

원숭이들과 서로 털을 손질하며 보내는 시간도 물론 즐거웠지만 그는 고대 한의학을 배우고 싶은 욕심이 있었다. 그는 무엇보다 질병의 본질 그 이상을 이해하기를 원했고 얼마 지나지 않아 현자 마스터 보(Bo)를 만나게 되었다.

황금 원숭이: 현자시여, 과거에 정글의 동물들은 100살이 넘어도 어떤 쇠약한 증상이나 질병의 징후가 없었다고 들었습니다. 그런데 왜 현시대의 동물들은 그렇게 오래 살지 못합니까?

마스터 보: 그건 고대와 사정이 달라졌기 때문이지. 그때의 동물들은 도(道)를 행했다네. 고대의 동물들은 음양(陰陽)의 법칙을 충실히 지켰고 건강한 음식을 먹었으며, 우주와 조화를 이뤘고 내적인 수련을 했지. 그들은 적당한 시간에 일어나 정해진 시간에 잤으며, 무리하게 몸을 쓰지 않고 자기조절의 중요성을 이해했다네. 하지만 오늘날의 젊은이들은 무책임하고 우주의 자연적 주기로부터 멀리 있지.
또 그들은 자극적인 매체와 술 그리고 감각적 즐거움에 자신을 학대하며 몸과 장부기관의 건강을 신경 쓰지 않고 있지. 바로 며칠 전에 한 젊은이를 몇달 만에 다시 만났는데 이상하게도 어쩌고저쩌고 횡설수설하더군.

황금 원숭이: 네, 요즘의 젊은이들이 과거 황금기의 젊은이들과 다르다고 생각하시는군요. 그렇지만 스승님, 지금 더 중요한 것은 한의학의 원칙입니다. 그 원리를 말씀해주세요.

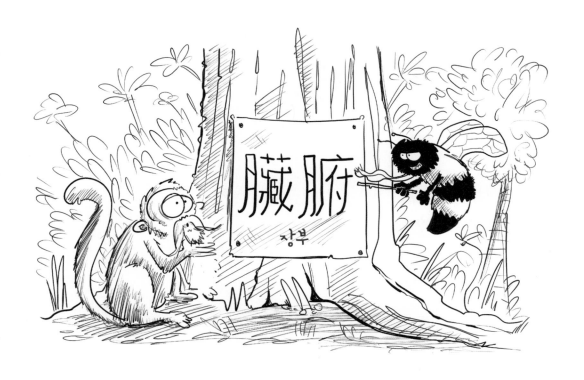

마스터 보: 한의학은 근본적으로 환자의 몸과 마음의 조화를 다루는 학문이네. 뿐만 아니라 환자가 넓은 세계와 어떻게 연결되어 있고, 어떻게 기(氣)를 다루며, 어떻게 외부 세계의 기와 동기화되어 있는지 연구하는 학문이기도 하지. 지구상의 어떤 생명체도 하늘과 땅으로부터 분리된 채 존재할 수 없고, 우리의 건강도 이 두 가지 위대한 힘이 결합된 양상에 따라 다르다네. 하늘의 에너지는 기본적으로 호흡하면서 공기의 형태로 우리 몸에 들어오지만, 계절과 기후의 변화에 따라 하늘의 에너지를 경험하기도 하지. 땅의 에너지는 주로 우리가 먹는 음식을 통해 얻고 우리의 신체적 건강으로 나타나네. 이 두 극(極) 사이에 있으면 그들 사이의 일종의 도관이 우리의 경락을 통해 흐르는데 이는 에너지 시스템이자 살아있는 의식을 만드는 영혼이지.

건강하려면 음양의 법칙에 따르는 요소들을 조화시키고, 기와 혈(血)이 몸에 원활하게 흘러야 한다네. 정신은 고요하고 집중되어야 하고, 우리의 정수인 정(精)은 조절되고 보존되어야 하지. 이 모든 요소들이 갖춰졌을 때 우리는 건강할 수 있다네.

황금 원숭이: 예상보다 훨씬 더 지혜로우십니다. 곤충 세계에 이런 현자가 계실 거라고 생각도 못했어요. 저에게 한의학 이야기를 더 해주실 수 있나요? 질병은 어떻게 생기는 겁니까?

마스터 보: 질병은 팔강(八綱), 즉 음양(陰陽), 표리(表裏), 허실(虛實), 한열(寒熱)에 의해 결정된다네. 숙련된 의사는 이 범주에서 질병을 일으키는 원인을 이해하지. 몸에 존재하는 위치, 심각한 정도, 그리고 부조화의 종류를 이해하고서 결정한다네. 진단(診斷)은 환자의 행동과 용모를 관찰하고, 환자의 상태에 대해 질문하고, 혀를 보고, 몸과 경락, 복부와 맥박을 확인하여 이루어지지. 환자의 상태를 전체적으로 확인할 수 있을 때 진단을 적절하게 내릴 수 있는 것이지.

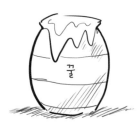

황금 원숭이: 예, 알겠습니다. 그러하다면 진단으로 환자의 질병이 일반적인 감기인지 독감인지, 편두통인지 만성적인 벼룩 감염인지 알 수 있습니까?

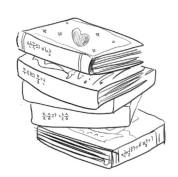

마스터 보: 유감이지만 그렇지 않다네. 알다시피 고대의 한의사들은 현대 의사들과 같은 방식으로 질병의 본질을 보지 않았네. 익히 알고 있는 이 질병들은 보다 근본적인 부조화의 징후일 거라네. 예를 들어, 어느 환자가 편두통으로 고생한다면 틀림없이 근본적인 이유가 있을 것이네. 질병을 효과적으로 다루려면 근본적인 원인을 찾고 이해해야 하지. 근본적인 원인은 종종 환자의 정신과 관련이 있을 수 있다네. 그들이 스트레스를 받기 때문일까? 혹은 과거의 트라우마가 환자들을 괴롭히기 때문일까? 몸에 부정적인 증상을 일으키는 정신적인 이유는 수없이 많지. 게다가 몸에는 장부기관(臟腑器官)이 있지. 많은 질병들이 이 장부에서 기인하니 우리의 수업도 이 장기에서부터 시작할 것이라네.

황금 원숭이: 장부기관이요? 그게 뭐죠? 장기(臟器)에 대해 알려주십시오.

마스터 보: 인체의 장기는 통일된 전체, 즉 우리 안에 존재하는 삶의 통합시스템을 형성하네. 각 장기는 분리된 독립체가 아니라 전체 시스템의 일부분이며 기능이 연결되어 있다네. 건강하게 살기 위해서는 장부기관들의 관계와 기능이 조화로워야 하네. 한의학은 이 핵심 원리에 토대를 두고 있지. 장부 이론은 더 오래된 장상(臟象) 이론에 기반을 둔다네. 장(臟)이라는 용어는 장기들의 생리적 구조를 나타내는 데 반하여 상(象)이라는 용어는 장기들의 에너지와 정신을 표현하는 방식을 가리키지. 한의학이 장기를 표현하는 방식에 따라 인체를 어떻게 바라보는지 이해할 수 있기 때문에 그 정의를 아는 게 중요하네.

황금 원숭이: 결국, 한의학에서 말하는 장기의 정의는 그들의 실제적인 신체적 구조 뿐만 아니라 인체 체계 내에서 다양하게 나타나는 에너지 넘치는 정신적 방식에 기인한다는 것입니까?

마스터 보: 아주 영리하군. 자네들 무리에서 자네를 책임자로 여기는 이유를 알겠네. 솔직히 말하자면, 진화가 덜 된 영장류 무리에서 돋보이기가 그리 어려운 일은 아니지만 말일세.

황금 원숭이: 예. 그러면 장(臟)과 부(腑)의 차이는 무엇입니까? 저는 장기의 서로 다른 종류일 것이라 추측했습니다.

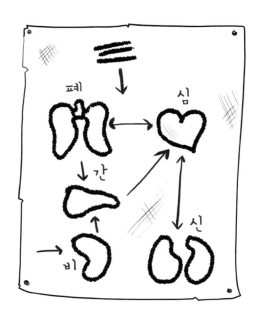

마스터 보: 정확하군. 한의학은 인체의 여러 장기에 초점을 맞추고, 이를 건강의 비결로 본다네.

이 장기들은 두 가지 주요 그룹, 장(臟)과 부(腑)로 나뉠 수 있지. 첫 번째 범주는 장 기관인 간(肝), 심(心), 비(脾), 폐(肺), 신(腎)이라네. 심포(心包)라는 것도 있지만, 한의학 체계에서는 오장(五臟)보다 덜 중요한 것으로 여긴다네. 장 기관은 부 기관에 비교하면 음(陰)에 속하며 다섯 가지 정신의 집이자 정수(挺秀)의 저장고 역할을 하지. 부 기관은 담(膽), 방광(膀胱), 소장(小腸), 위(胃), 대장(大腸)이고, 삼초(三焦)*라는 것도 이 범주에 포함되기도 한다네. 부 기관은 사실상 양(陽)이며 속이 비어있고, 음식물의 수송(輸送), 전화(轉化), 배설(排泄)을 맡고 있지.

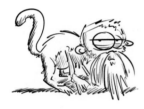

황금 원숭이: 조금씩 이해가 되기 시작합니다. 건강과 행복을 위해서는 장기들이 균형을 이뤄야 하는군요. 어떻게 보면 간단하네요.

마스터 보: 젊은 황금 원숭이여, 쉽다고 확신하지는 말게. 초기의 장기 이론은 충분히 간단했지만 장부의 연관성과 질병의 본성을 접하게 되면 처음에는 매우 복잡할 수 있다네. 장부 이론은 한의학적 사고의 근골을 형성하기 때문에 침술가든 마사지사든 기공술사(氣功術士)든 본초의(本草醫)든 장부 이론을 이해하고 배워야 한다네. 그러면 첫 번째 장기인 간장(肝臟)부터 알아보도록 하지. 봄이 왔고 배울 것은 많으니 잘 경청하길 바라네.

• 삼초(三焦): 삼초는 상초(上焦), 중초(中焦), 하초(下焦)를 통틀어 일컫는 말이다.
 장·폐를 중심으로 한 흉부를 상초, 비장·위장·간장 등을 중심으로 하는 복부를 중초,
 신·방광 등을 포함하는 하복부를 하초라고 한다.

봄의 수업
간장肝臟과 담膽 증후군

마스터 보와 황금 원숭이는 간장(肝臟)과 짝을 이루는 장기(臟器)인 담(膽)에 대해 이야기하며 정글을 걷고 있다. 초봄, 나무 사이로 산들바람이 불고 나무들이 이룬 지붕들 사이로 햇빛이 비치며 그들을 녹색으로 물들인다. 알 수 없는 이유로 황금 원숭이는 불만을 느끼고 있다.

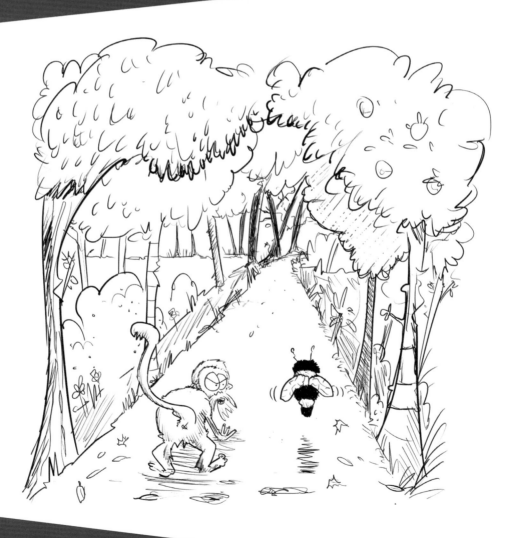

황금 원숭이: 스승님, 간장이란 무엇입니까? 저에게 간장에 대해 빨리 설명해주십시오. 이 수업을 받으면서 인내심의 한계를 느끼고 있습니다.

마스터 보: 간장이란 장군(將軍)이자 계획자라네. 비록 심장이 장기의 최우선되는 통치자이기는 하지만 간장은 인체를 통하는 기(氣)의 움직임을 지시하는 역할을 담당하지. 만약 기를 순조롭게 하는 간장의 기능이 손상된다면 기운이 긴장되고 침체된다네. 이것은 몸에서와 마찬가지로 마음에서도 부드러움이 부족해지게 만들지. 털북숭이 제자여, 기의 흐름이 손상되면 분노, 불만, 우울함을 느끼고 인내심도 부족해진다네.

황금 원숭이: 지금 제 간장이 약해졌다고 말씀하시는 것입니까? 저는 동물 왕국의 황제(黃帝)라고요! 하지만 당신은 누구죠? 그저 흔한 선생님일 뿐이라고요!

마스터 보: 거 보게, 간장이 생각과 사고방식을 다스리고 있지. 자네는 지금 지위, 신분과 권력을 생각하고 있군. 기의 자유로운 흐름을 통제하는 간장의 기능이 손상되었을 때 이런 징후들이 나타난다네. 그러니 긴장을 풀고 마음을 고요히 할 수 있는 방법을 찾아보는 건 어떻겠나? 바나나 향이 나는 거품 목욕은 어떤가? 아니, 긴장을 풀 수 있는 다른 방법을 제안하지. 간장의 에너지를 억압하면 많이 해로울 수 있다네. 자네의 기분을 풀어줄 똥 던지기를 해봐도 괜찮을 걸세.

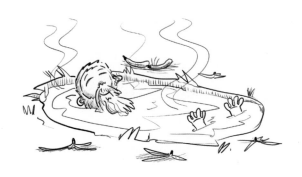

황금 원숭이: 예, 스승님 말씀이 옳습니다. 최근에 저는 꽤 불안했습니다. 가슴 부위에서 통증이 조금 느껴지고 입에서는 쓴맛이 납니다. 이것도 다 관련이 있는 것입니까?

마스터 보: 사실, 간장은 기가 몸에서 자유롭게 흐르도록 도와주네. 기가 꽉 뭉치면 가슴과 몸통에서 대개 통증이 느껴지지. 게다가 담즙이 통과하지 못하고 정체된다면 쓴맛도 느껴지지. 물론 입 냄새가 자주 나고 트림도 반복적으로 할 수 있지. 그래서 내가 자네랑 거리를 두고 있는 거라네.

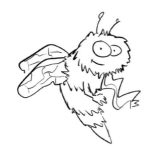

황금 원숭이: 간장에 대해 더 말씀해주세요. 간장은 또 어떤 역할을 하죠?

마스터 보: 간장은 쉬는 동안 혈(血)의 집이자 혼(魂)의 집이고, 손톱을 튼튼하게 하고, 여성들이 생리를 규칙적으로 하도록 조절한다네. 간장에 저장된 혈은 근육에 영양분을 공급하고 힘줄을 부드럽게 하지. 여기서 문제가 발생하면 몸이 긴장하게 되고, 수축되며, 심지어 떨림과 경련이 자주 나타날 수 있다네. 이를 간에 관련된 사기(邪氣)인 내풍(內風)이라 말하지. 간장에는 혼이 머문다네. 혼은 우리 정신의 양(陽)적 측면으로 꿈, 계획, 책략과 연관된 의식이지. 혼은 밤에 꿈의 왕국에서 자유로이 헤매다 낮이면 우리에게 돌아와 개념을 떠올리고 생각할 수 있는 능력을 준다네.

황금 원숭이: 간장이 아프면 어떻게 됩니까? 부조화 상태에 있을 때 어떤 증상이 나타나나요?

마스터 보: 간장이 부조화 상태에 있을 때 간기부족(肝氣不足), 간양부족(肝陽不足), 간혈부족(肝血不足), 내풍을 일으키는 간혈부족(肝血不足), 간기울체(肝氣鬱滯), 간어혈(肝瘀血), 간화상염(肝火上炎), 간기상역(肝氣上逆), 간습열(肝濕熱), 간비부조화(肝脾不調和), 담열(痰熱), 담부족(膽不足), 담한습(膽寒濕)과 같은 증후군이 나타날 수 있다네.

황금 원숭이: 예, 스승님. 이제 간장은 알 것 같습니다. 그런데 간장의 짝 장기인 담은 무엇입니까?

마스터 보: 담은 담즙의 저장고라네. 담은 소화 과정을 돕고 의사 결정 능력을 다스리지. 자네는 결단력이 있는가? 결단력은 담의 힘에 달려있지.

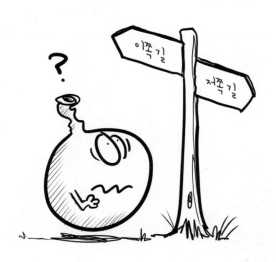

간기부족

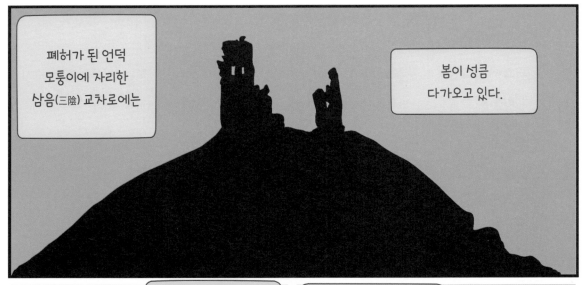

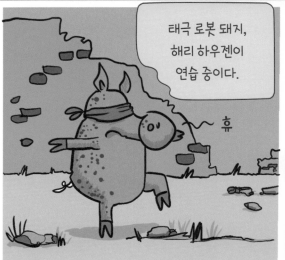

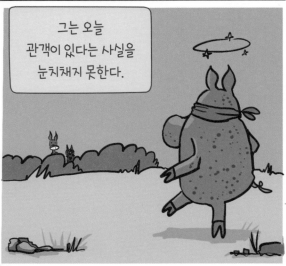

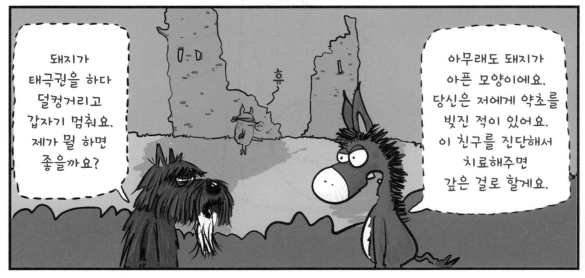

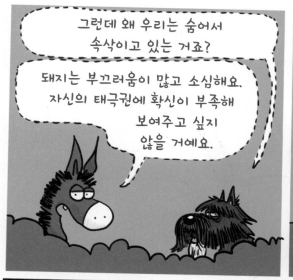

그런데 왜 우리는 숨어서 속삭이고 있는 거죠?

돼지는 부끄러움이 많고 소심해요. 자신의 태극권에 확신이 부족해 보여주고 싶지 않을 거예요.

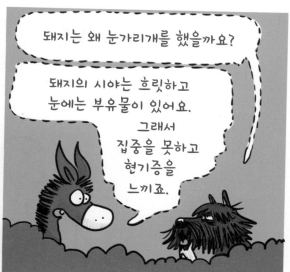

돼지는 왜 눈가리개를 했을까요?

돼지의 시야는 흐릿하고 눈에는 부유물이 있어요. 그래서 집중을 못하고 현기증을 느끼죠.

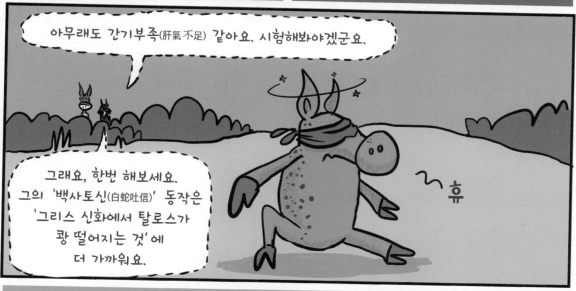

아무래도 간기부족(肝氣不足) 같아요. 시험해봐야겠군요.

그래요, 한번 해보세요. 그의 '백사토신(白蛇吐信)' 동작은 '그리스 신화에서 탈로스가 쿵 떨어지는 것'에 더 가까워요.

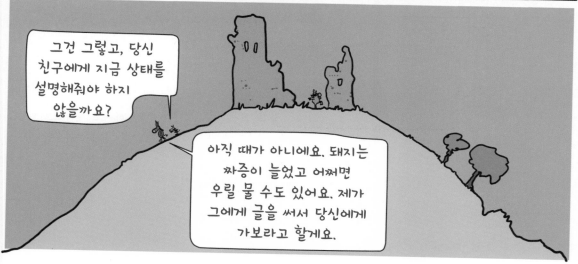

그건 그렇고, 당신 친구에게 지금 상태를 설명해줘야 하지 않을까요?

아직 때가 아니에요. 돼지는 짜증이 늘었고 어쩌면 우릴 물 수도 있어요. 제가 그에게 글을 써서 당신에게 가보라고 할게요.

간기부족
肝氣不足

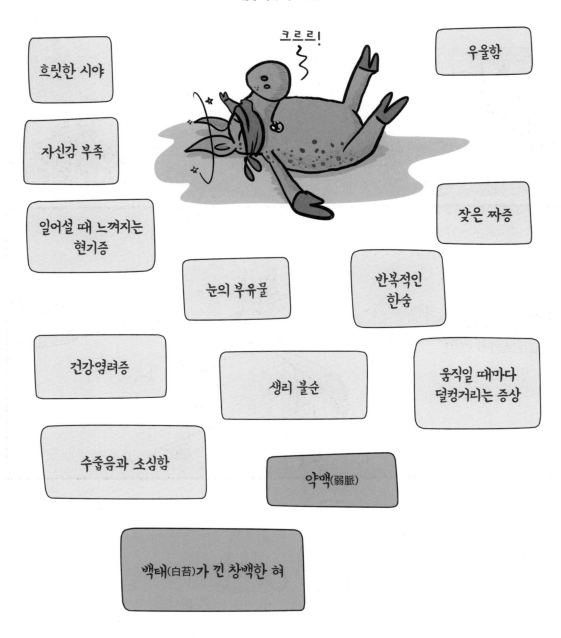

크르르!

우울함

흐릿한 시야

자신감 부족

잦은 짜증

일어설 때 느껴지는
현기증

눈의 부유물

반복적인
한숨

건강염려증

생리 불순

움직일 때마다
덜컹거리는 증상

수줍음과 소심함

약맥(弱脈)

백태(白苔)가 낀 창백한 혀

간양부족

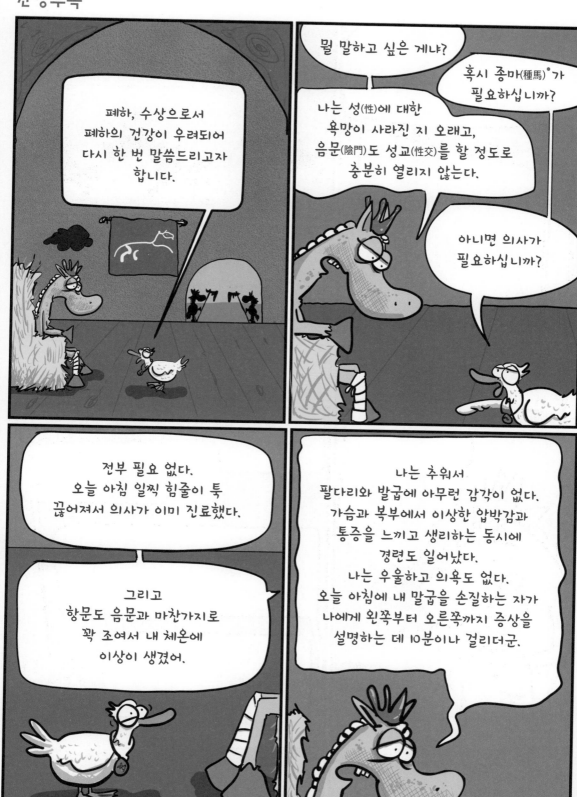

• 종마(種馬): 번식을 목적으로 기르는 말이다.

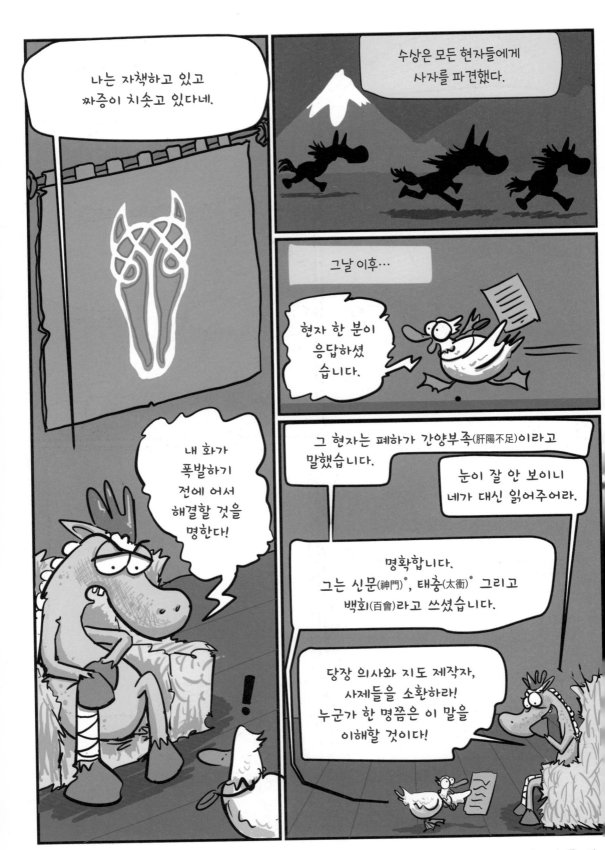

• 신문(神門): 수소음신경(手少陰心經)의 구번째 경혈로 심(心)에 가장 잘 통하는 문이라는 뜻이 있다
• 태충(太衝): 발등에 있는 족궐음간경(足厥陰肝經)의 혈자리이다

간양부족
肝陽不足

축 처지는 기분

우울함

좁아진
질(膣)과 항문

낮은 성적 충동

충동 혹은 의욕 부족

흐리거나
잘 안 보이는 시야

건강염려증

차가운 신체

찢어지기 쉬운
수축된 힘줄

녹색의 안색
(특히 눈 주위와 그 밑)

사지와 수족의
마비 증상

간단한 지시조차
이해하기 어려운 증상

여성의 복부 통증

우울함을 동반한 생리통

가슴속에서 치미는
짜증과 화

약맥(弱脈)

창백하고 부은 혀

백회(百會)
간수(肝兪)
신문(神門)
중저(中渚)
태충(太衝)
곡천(曲泉)

- 백회(百會): 정수리에 있는 독맥(督脈)의 혈자리이다.
- 중저(中渚): 손등에 있는 수소양삼초경(手少陽三焦經)의 혈자리이다.
- 곡천(曲泉): 무릎을 90도로 굽혔을 때 다리 안쪽에 위치한 혈자리이다.
- 간수(肝兪): 제9, 제10 흉추 극상돌기 부근에 있는 족태양방광경(足太陽膀胱經)의 혈자리이다.

29

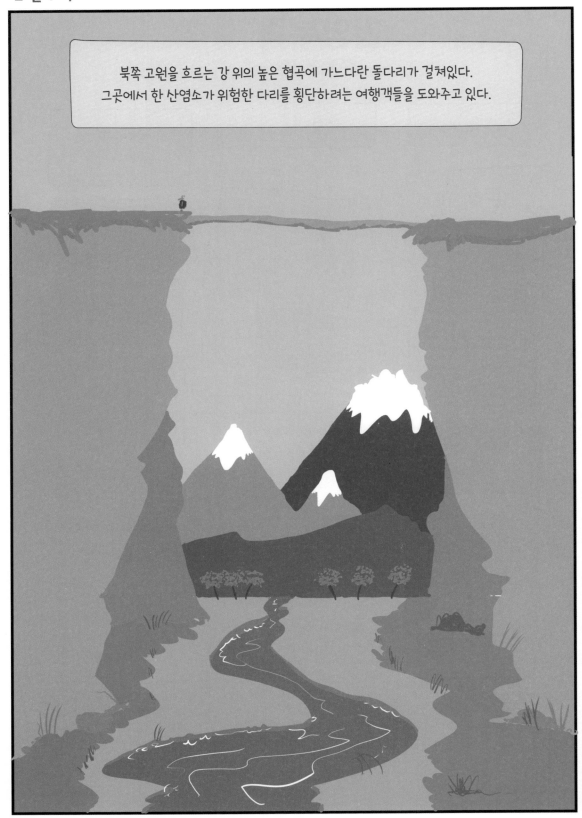

북쪽 고원을 흐르는 강 위의 높은 협곡에 가느다란 돌다리가 걸쳐있다.
그곳에서 한 산염소가 위험한 다리를 횡단하려는 여행객들을 도와주고 있다.

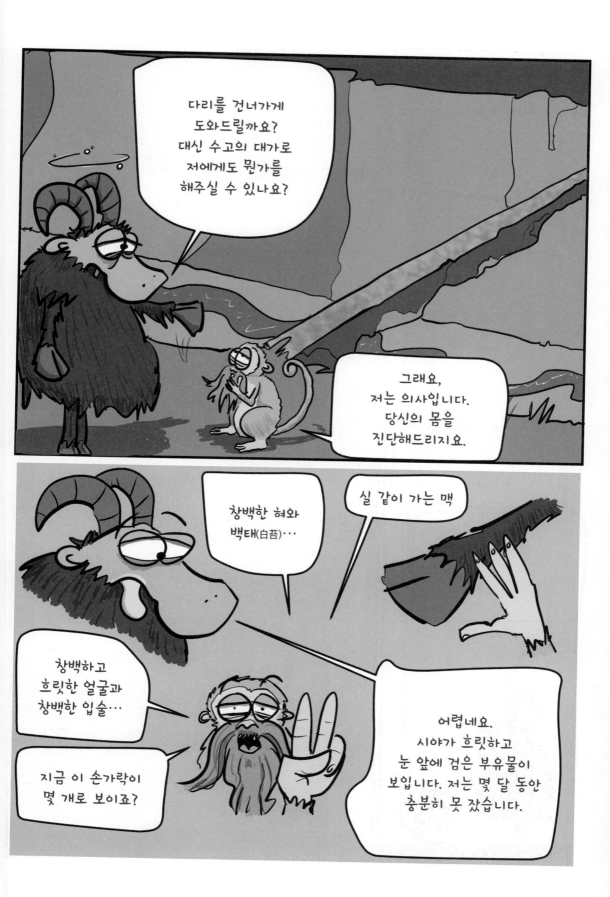

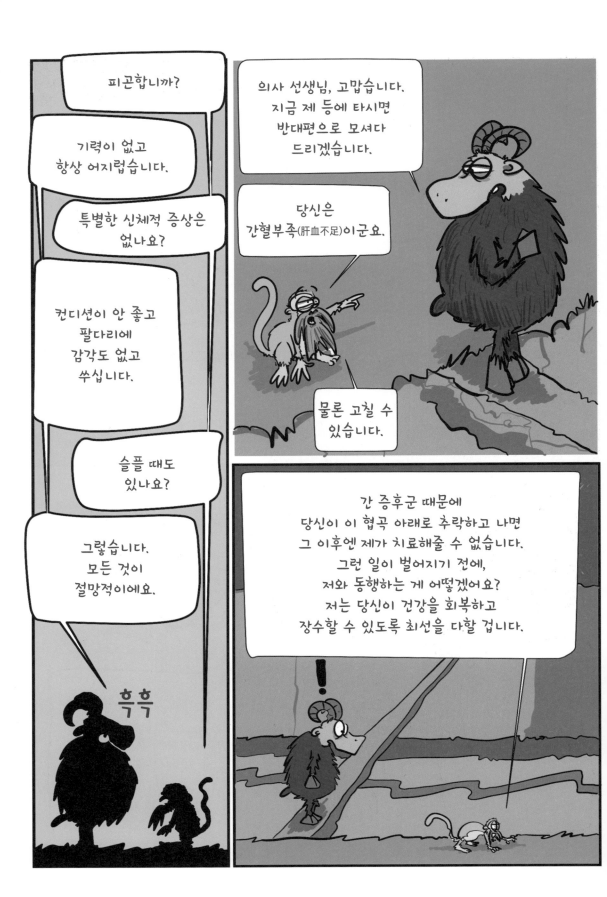

간혈부족
肝血不足

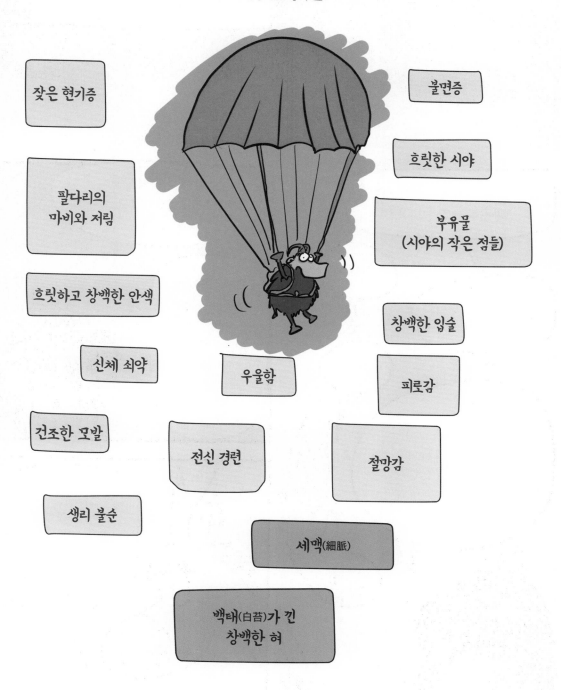

잦은 현기증

불면증

흐릿한 시야

팔다리의
마비와 저림

부유물
(시야의 작은 점들)

흐릿하고 창백한 안색

창백한 입술

신체 쇠약

우울함

피로감

건조한 모발

전신 경련

절망감

생리 불순

세맥(細脈)

백태(白苔)가 낀
창백한 혀

내풍을 일으키는 간혈부족

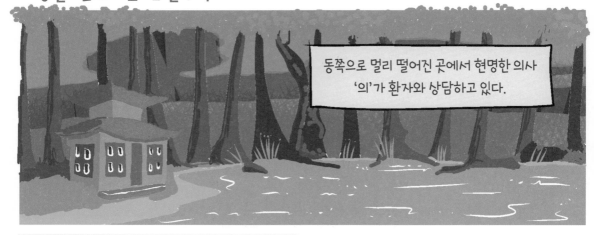

동쪽으로 멀리 떨어진 곳에서 현명한 의사 '의'가 환자와 상담하고 있다.

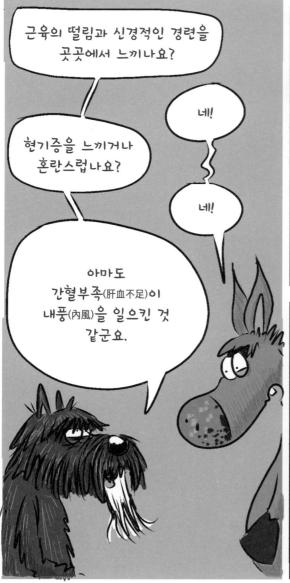

근육의 떨림과 신경적인 경련을 곳곳에서 느끼나요?

현기증을 느끼거나 혼란스럽나요?

네!

네!

아마도 간혈부족(肝血不足)이 내풍(內風)을 일으킨 것 같군요.

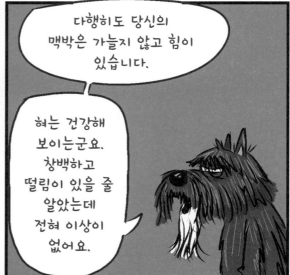

다행히도 당신의 맥박은 가늘지 않고 힘이 있습니다.

혀는 건강해 보이는군요. 창백하고 떨림이 있을 줄 알았는데 전혀 이상이 없어요.

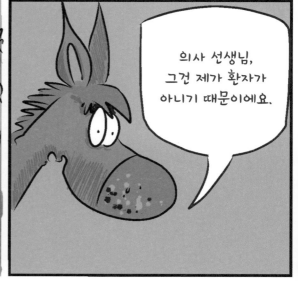

의사 선생님, 그건 제가 환자가 아니기 때문이에요.

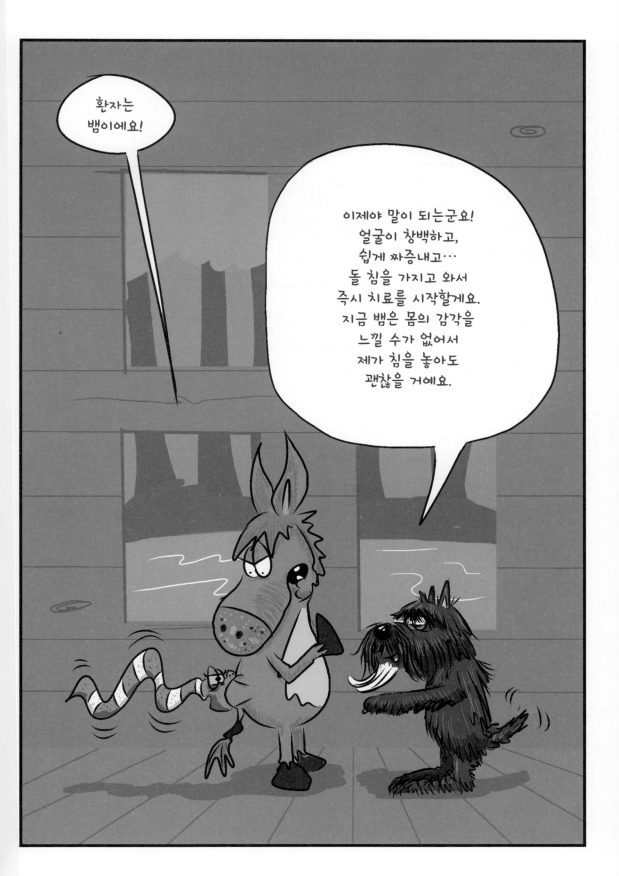

내풍을 일으키는 간혈부족
內風   肝血不足

전신의 신경성 경련

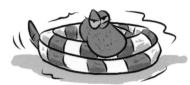

근육 떨림

창백한 안색

무감각한 사지와 몸

일어날 때의 현기증

정신 혼란

자주 짜증을 내는 증상

세맥(細脈)

백태(白苔)가 낀
창백한 혀, 혀의 떨림

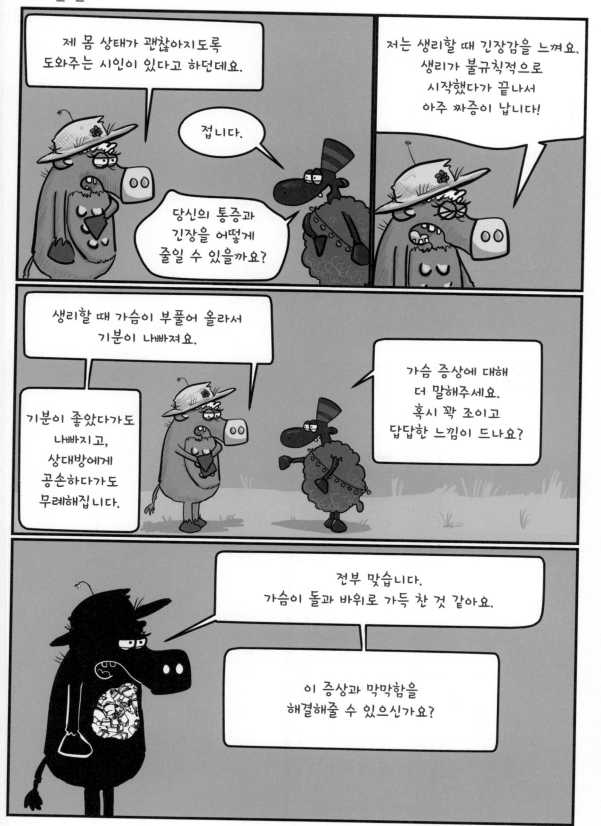

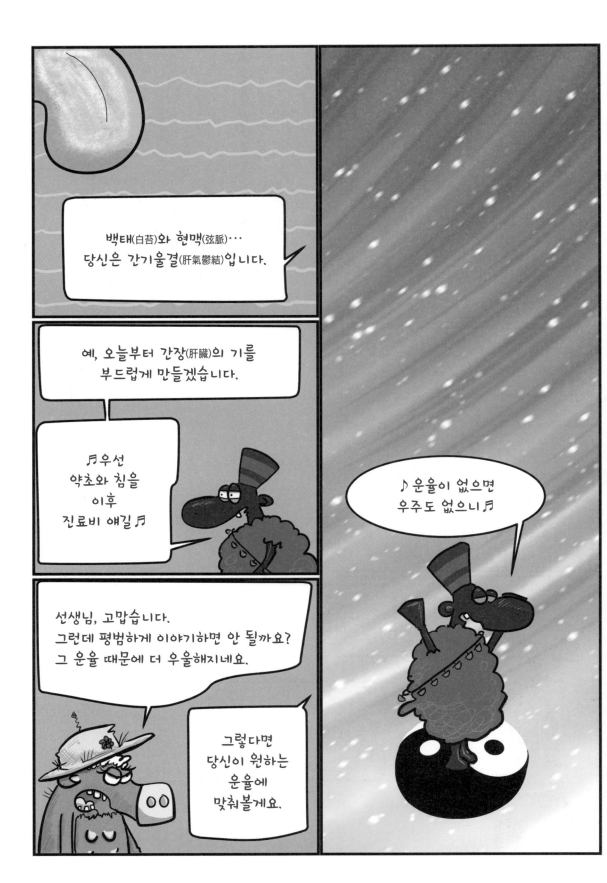

간기울결

肝氣鬱結

갈비뼈 아래 부위의
종창(腫脹)

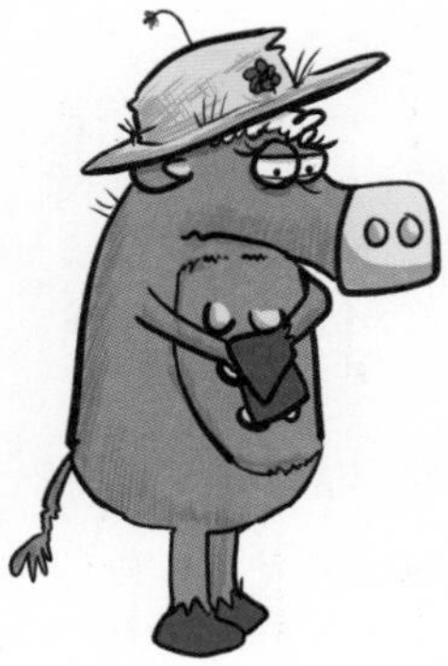

가슴의 긴장감과
압박감

우울감과 처진 기분

잦은 짜증

생리 불순

생리 전의
긴장감

가슴에 응어리진 느낌

생리 전에 부은 유방

감정 동요

엷은 백태(白苔)가 낀
혀

현지맥(弦遲脈)

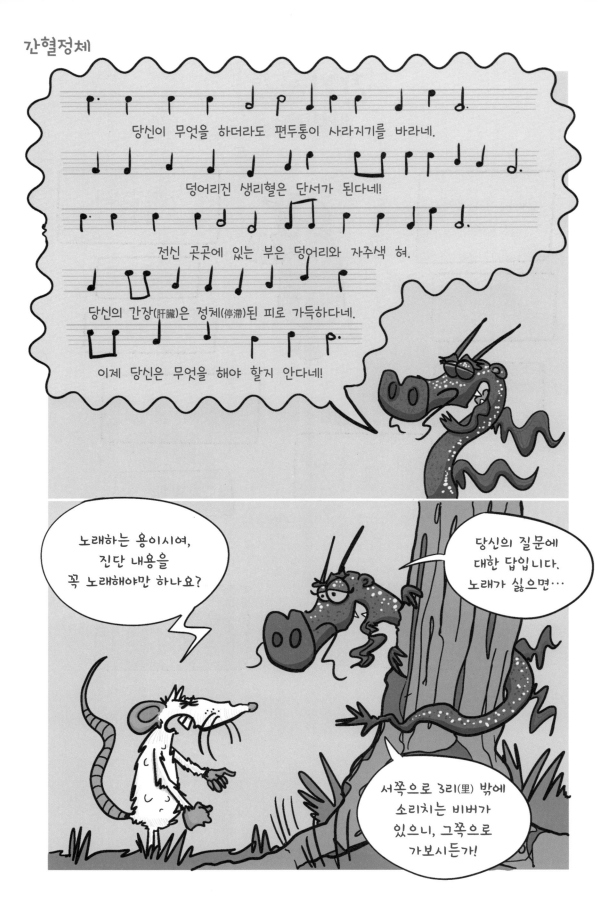

간혈정체
肝血停滯

덩어리진 검은 생리혈

덩어리진 검은 생리혈!!

전신 곳곳에 있는 부은 덩어리

사라지지 않는 편두통

어두운 색의 혀

지세맥(遲細脈)

간어혈

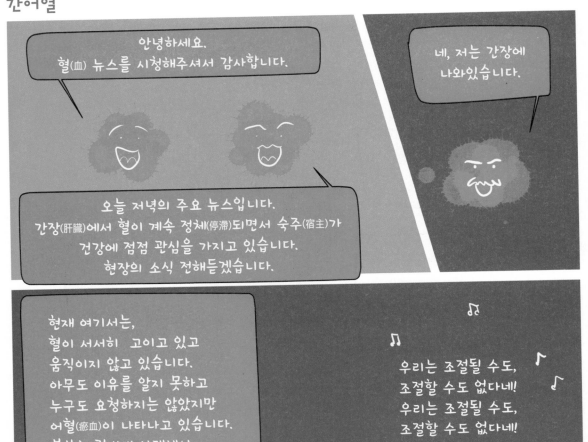

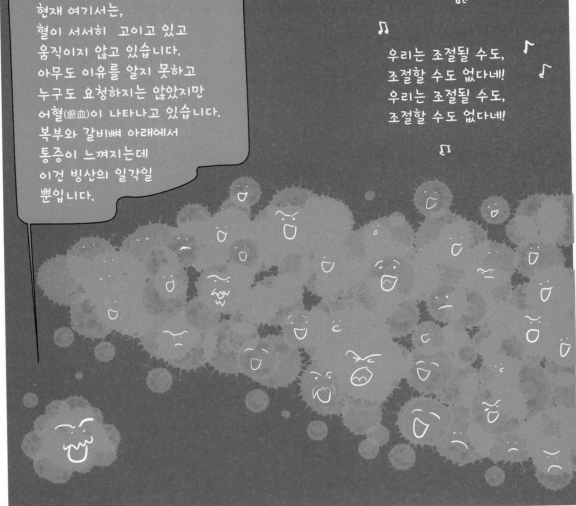

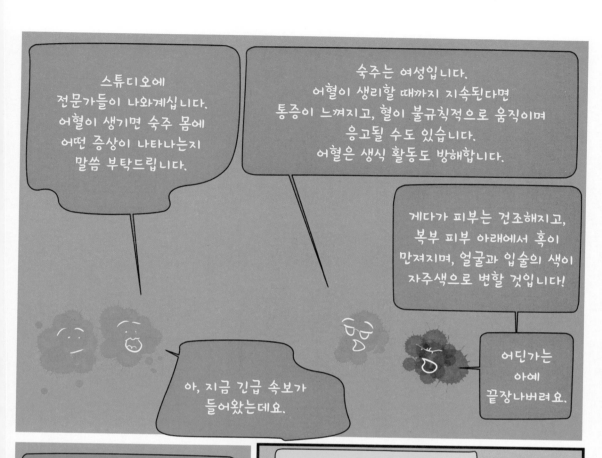

스튜디오에
전문가들이 나와계십니다.
어혈이 생기면 숙주 몸에
어떤 증상이 나타나는지
말씀 부탁드립니다.

숙주는 여성입니다.
어혈이 생리할 때까지 지속된다면
통증이 느껴지고, 혈이 불규칙적으로 움직이며
응고될 수도 있습니다.
어혈은 생식 활동도 방해합니다.

게다가 피부는 건조해지고,
복부 피부 아래에서 혹이
만져지며, 얼굴과 입술의 색이
자주색으로 변할 것입니다!

어딘가는
아예
끝장나버려요.

아, 지금 긴급 속보가
들어왔는데요.

상황이 '극도로' 악화되면
위(胃)에서 혈이 발견되고
숙주가 몸 밖으로
혈을 토해냅니다.
이제 혈을 치료하기 시작했고
혈해(血海)°가 활성화되었습니다.
자기들도 토해낼까봐
걱정하고 있는 혈 동족들은
경락을 통해 비장(脾臟)과
접촉해야만 합니다.

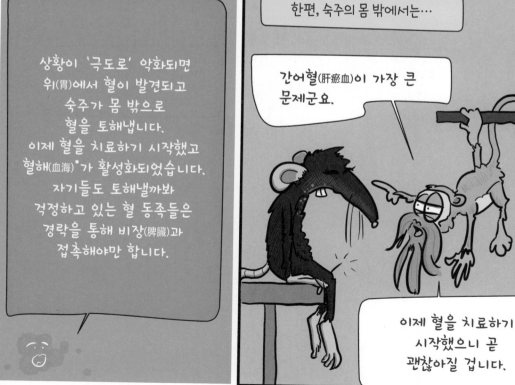

한편, 숙주의 몸 밖에서는…

간어혈(肝瘀血)이 가장 큰
문제군요.

이제 혈을 치료하기
시작했으니 곧
괜찮아질 겁니다.

• 혈해(血海): 족태음비경(足太陰脾經)에 속하는 혈 자리이다.

간어혈

肝瘀血

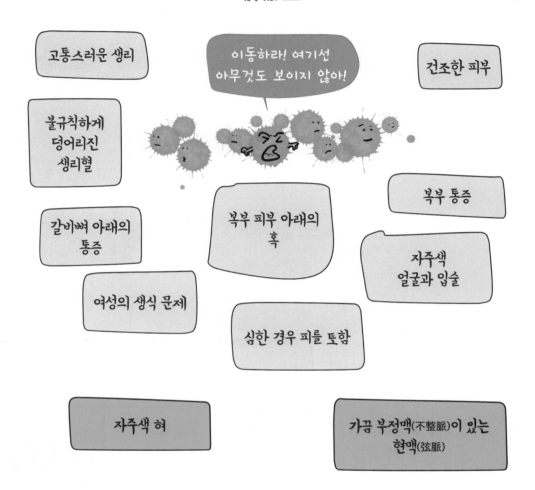

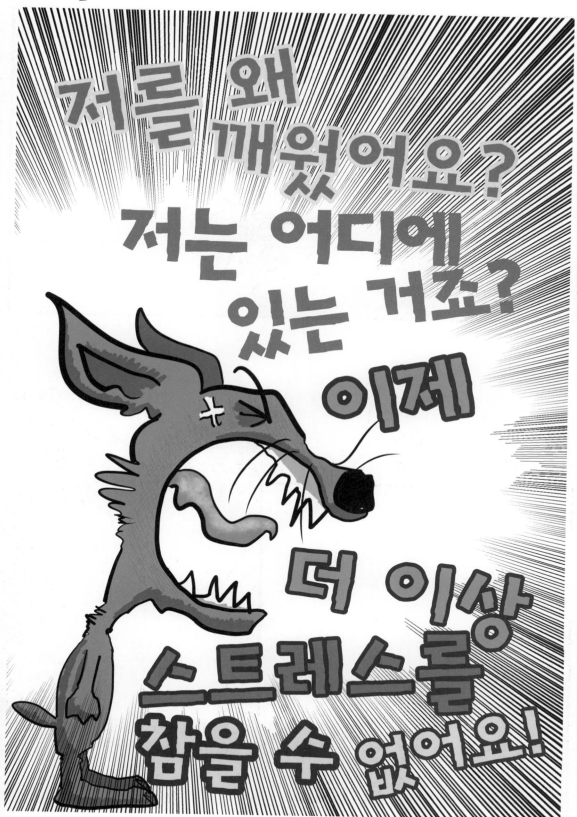

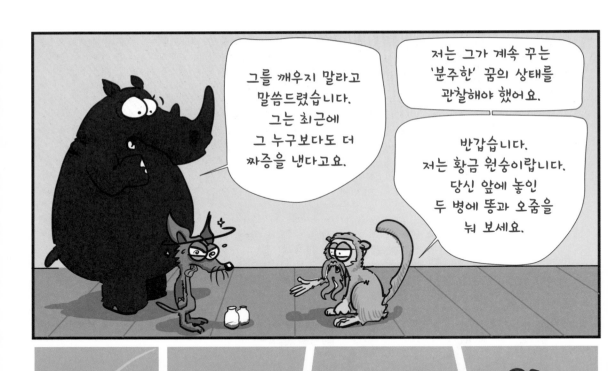

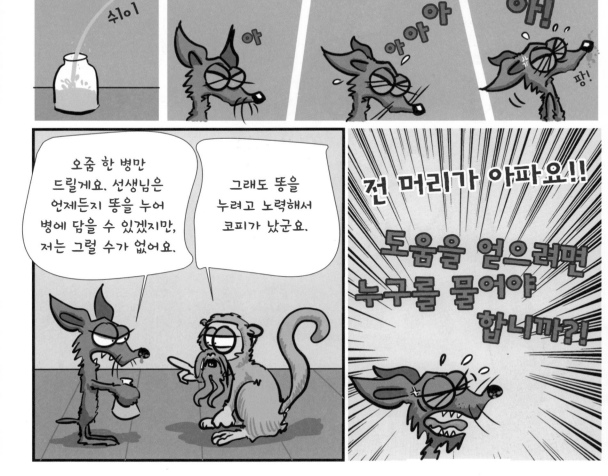

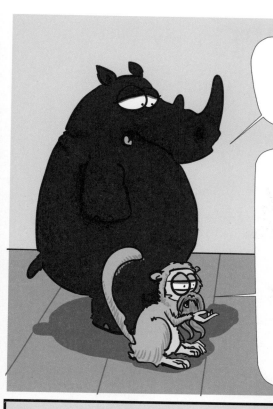

현명한 현자시여,
그를 위해 할 수 있는 일이
있나요?

물론 있습니다.
이건 전형적인
간화상염(肝火上炎)의 예입니다.
다년간 불만이 억압되고,
화와 억울함이 쌓여서
나타난 결과죠.
그의 식습관도 살펴봐야겠군요.
침(鍼)을 가지고 와서
치료를 시작하겠습니다.

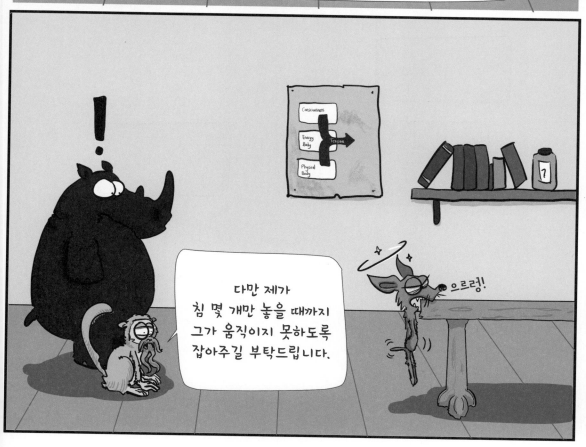

다만 제가
침 몇 개만 놓을 때까지
그가 움직이지 못하도록
잡아주길 부탁드립니다.

으르렁!

간화상염
肝火上炎

측두부의 두통

스트레스 받을 때
현기증이 나는 증상

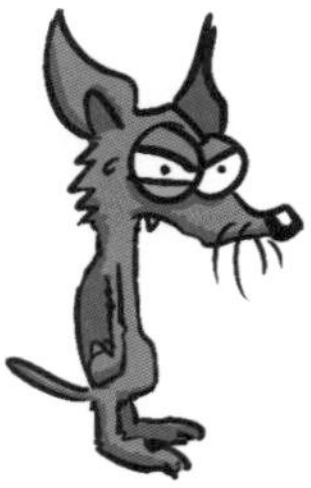

짜증

자주
폭발하는 화

편두통

변비

지속적으로 꾸는 분주한 꿈

노란 소변

육체적으로 힘들 때
코피가 나는 증상

스트레스 받을 때
안색이 붉게
변하는 증상

극도의 스트레스

황태(黃苔)가 낀
붉은 혀

현삭맥(弦數脈)

간기횡역

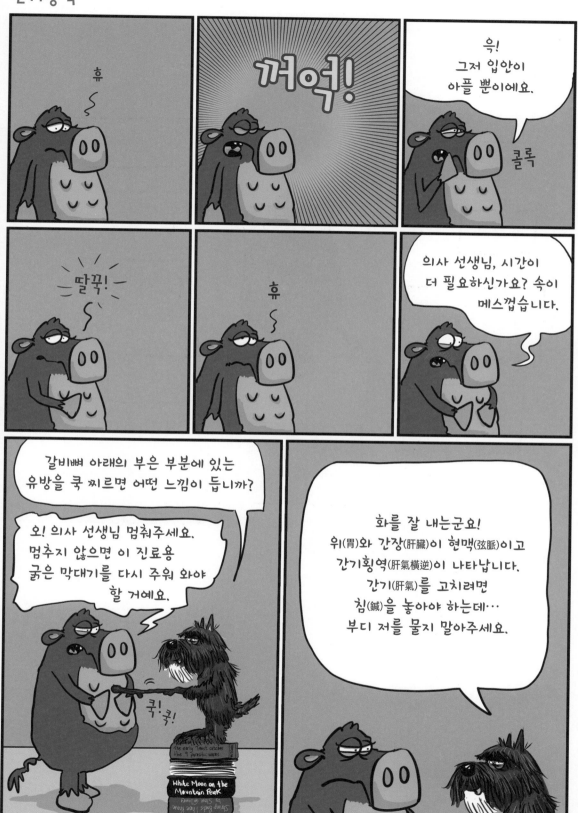

간기횡역

肝氣橫逆

트림

메스꺼움

여성의 유방 통증

위산과다

끄억!

부은 갈비뼈 밑 부분

딸꾹질

잦은 한숨

잦은 화

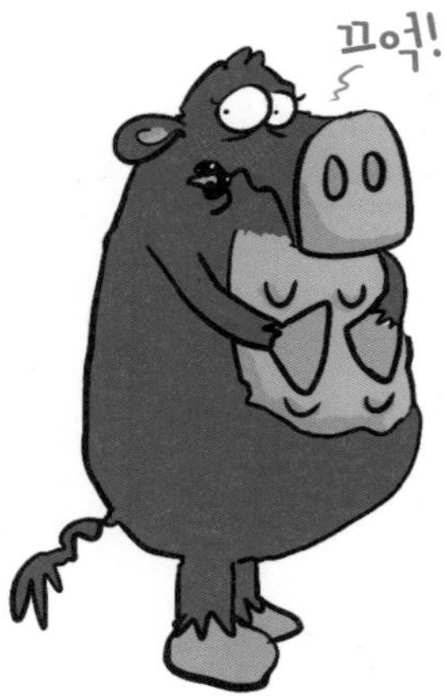

붉은색을 띠는 혀의 바깥 부분

특히 간장(肝臟) 부위의 현맥(弦脈)

우-우(woo-woo) 매일 신문

사원 드라마, 평화적으로 끝난 옥상 포위 작전

현지 원숭이가 벌인 삼 일간의 옥상 시위가 평화적으로 끝이 났다. 치료를 받으면 다시 돌려보내 주겠다고 의사가 설득한 결과였다. 그 원숭이(법적 문제로 이름을 밝힐 수 없음)는 삼 일 동안 행인들에게 자신의 대변을 던지고 욕을 해서 사람들을 화나게 했다.

그녀는 자기를 진정시키려던 학자에게 오줌도 누었는데 이것이 작열감(灼熱感)과 불편함을 느끼게 하는 듯싶었다.

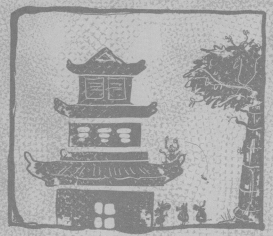

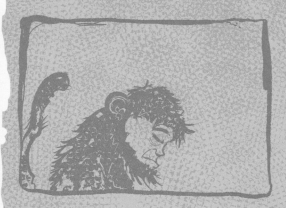

의사가 치료를 위해 그녀를 데려가려고 하자 구경꾼들은 이 상황에 대해 설명해줄 것을 요구했고, 그녀는 짜증이 나고 화가 치미며 입안에서 쓴맛이 지속적으로 느껴진다고 말했다.

의사는 이를 간장(肝臟) 습열(濕熱) 증후군의 증상이라고 진단하고, 치료만 잘 받는다면 충분히 회복할 수 있을 것이라고 장담했다.

정화 작업은 진행 중

한편 마을에서 정화 작업은 계속되었다. 그녀는 아픈 와중이었고 먹을 음식이 부족했음에도, 놀랄 만한 양의 똥을 누고 사방으로 던졌다.

의사는 간장(肝臟)이 약해지는 시기인 여름에 특히 음식을 조심해야 하고 스트레스를 잘 다뤄야 한다고 모두에게 당부했다.

원숭이의 친구들은 음식으로 유인해 그녀를 내려오게 하려고 했지만, 그녀는 식욕이 없었고 시위하는 동안 상복부에서 메스꺼움과 팽만감을 호소했다.

진료를 통해 생리 중 불규칙적인 출혈이 있었고 외음부가 빨갛게 부어 있는 것을 발견했다. 이러한 증상들이 모두 해결되자 그녀는 차분하고 예의 바르게 행동하는 평범한 원숭이로 돌아왔다.

간습열
肝濕熱

갈비뼈
밑 부분의
팽만감

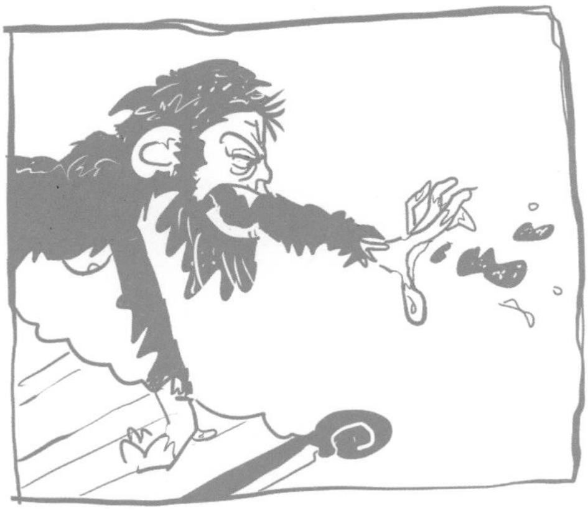

입안의 쓴맛

식욕 부진

메스꺼움

배뇨 시
화끈한 통증

무거운 몸

생식기가
빨갛게 붓는 증상

짜증과 화

생리 시 불규칙한 출혈

끈적거리는
황태(黃苔)가 낀
붉은 혀

활맥(滑脈)

간비불화

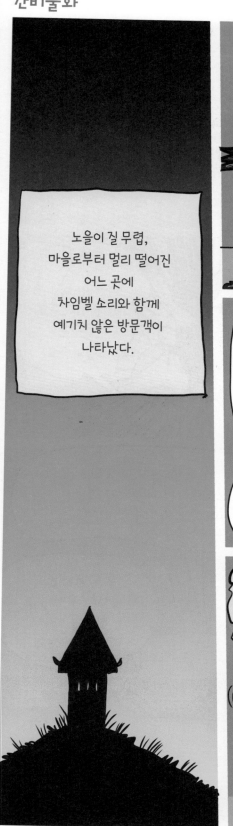

노을이 질 무렵,
마을로부터 멀리 떨어진
어느 곳에
차임벨 소리와 함께
예기치 않은 방문객이
나타났다.

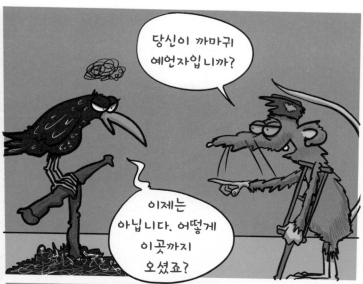

당신이 까마귀
예언자입니까?

이제는
아닙니다. 어떻게
이곳까지
오셨죠?

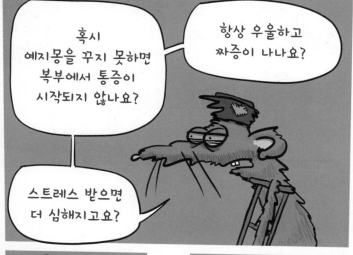

혹시
예지몽을 꾸지 못하면
복부에서 통증이
시작되지 않나요?

항상 우울하고
짜증이 나나요?

스트레스 받으면
더 심해지고요?

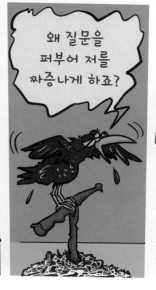

왜 질문을
퍼부어 저를
짜증나게 하죠?

풍
덩
!

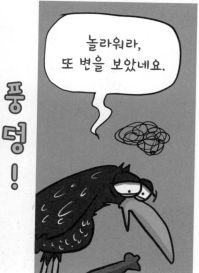

놀라워라,
또 변을 보았네요.

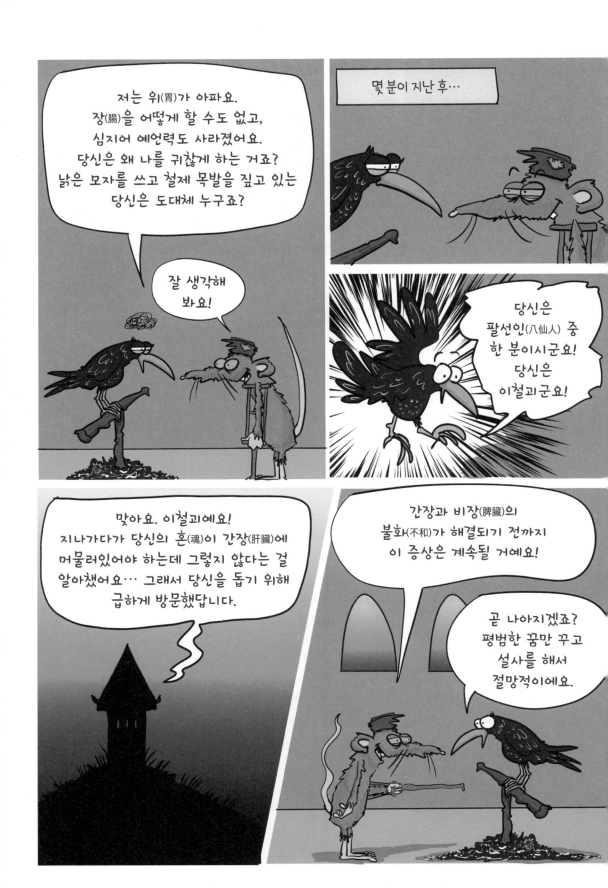

간비불화
肝脾不和

우울감과 짜증

설사

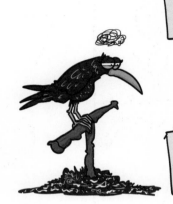

복부와 갈비뼈
아래 부위의 통증

부은 복부

스트레스로 인해
더 심해지는 증상들

창백하고 가장자리가
종종 빨간 혀

약현맥(弱弦脈)

담열과 담부족

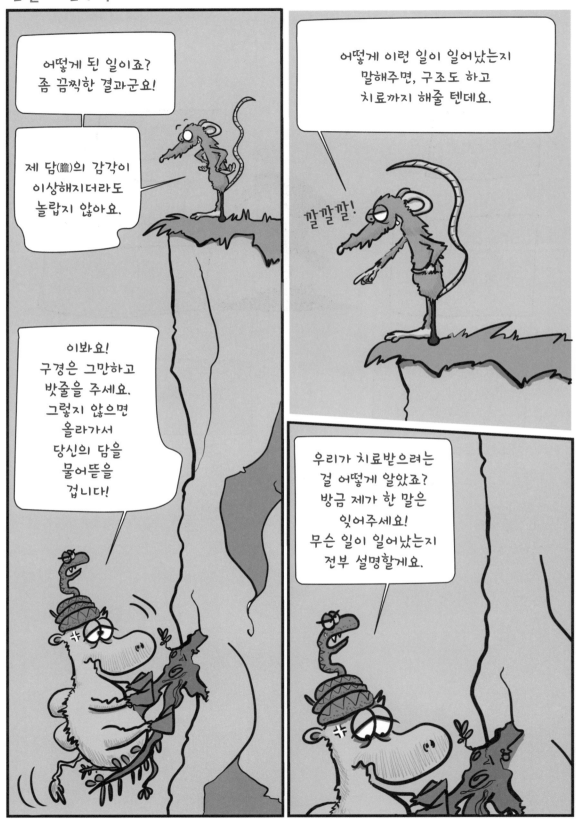

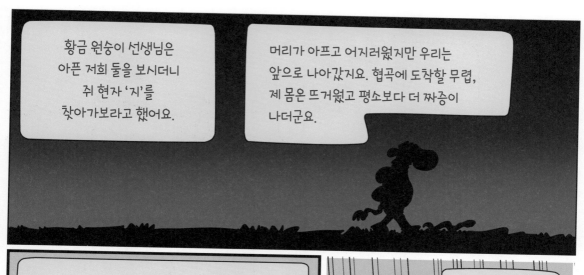

황금 원숭이 선생님은 아픈 저희 둘을 보시더니 쥐 현자 '지'를 찾아가보라고 했어요.

머리가 아프고 어지러웠지만 우리는 앞으로 나아갔지요. 협곡에 도착할 무렵, 제 몸은 뜨거웠고 평소보다 더 짜증이 나더군요.

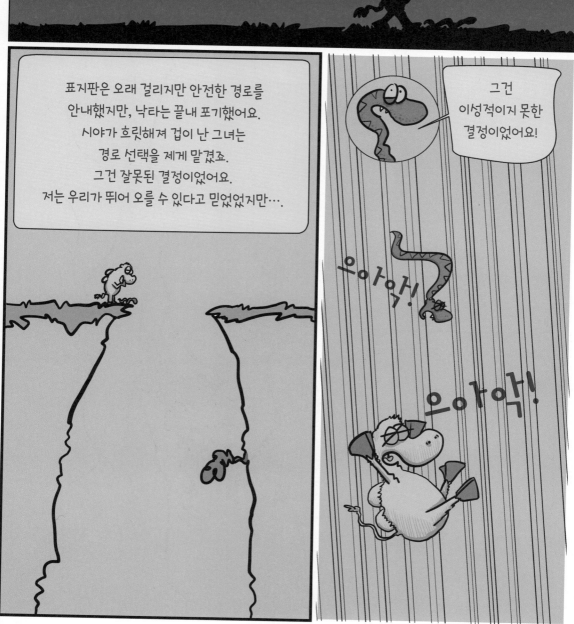

표지판은 오래 걸리지만 안전한 경로를 안내했지만, 낙타는 끝내 포기했어요. 시야가 흐릿해져 겁이 난 그녀는 경로 선택을 제게 맡겼죠. 그건 잘못된 결정이었어요. 저는 우리가 뛰어 오를 수 있다고 믿었었지만….

그건 이성적이지 못한 결정이었어요!

으아악!

으아악!

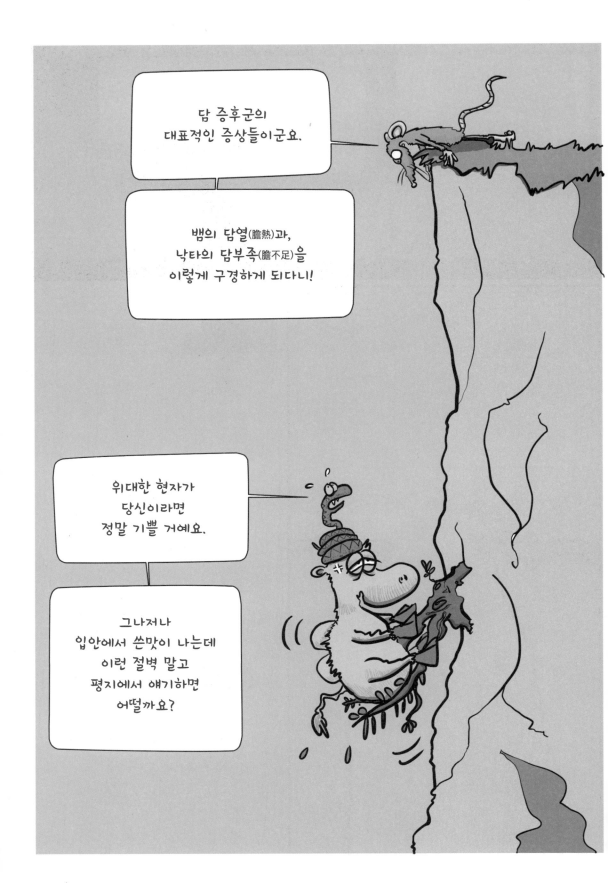

담열
膽熱

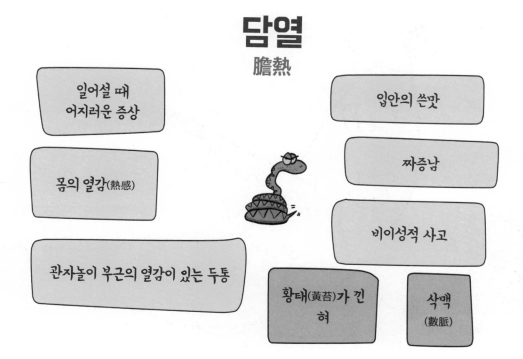

일어설 때 어지러운 증상

입안의 쓴맛

몸의 열감(熱感)

짜증남

비이성적 사고

관자놀이 부근의 열감이 있는 두통

황태(黃苔)가 낀 혀

삭맥 (數脈)

담부족
膽不足

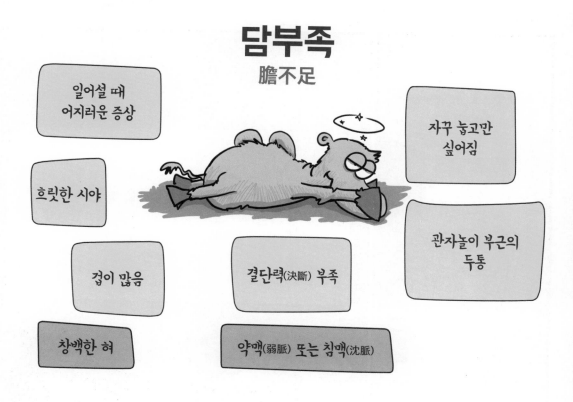

일어설 때 어지러운 증상

자꾸 눕고만 싶어짐

흐릿한 시야

관자놀이 부근의 두통

겁이 많음

결단력(決斷) 부족

창백한 혀

약맥(弱脈) 또는 침맥(沈脈)

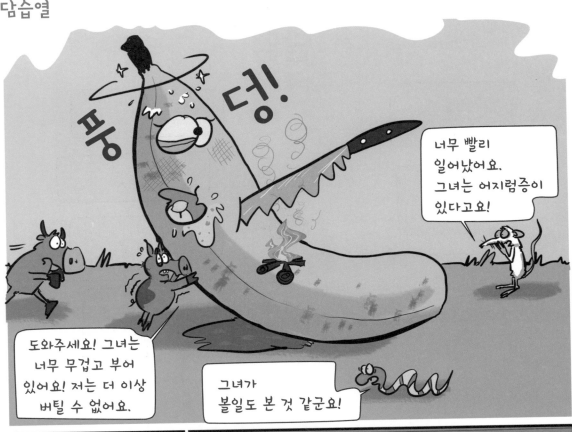

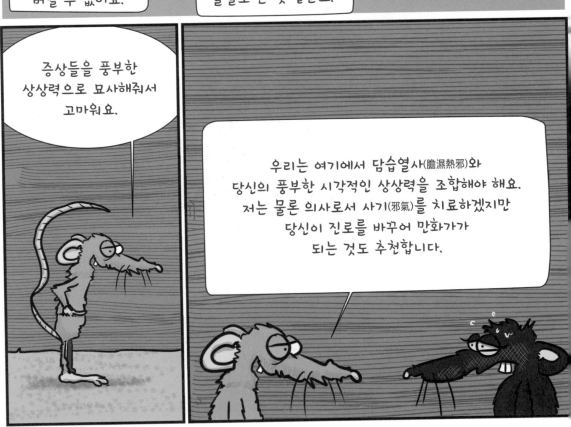

담습열

膽濕熱

갈비뼈 아래의 통증

메스꺼움

황색(黃色)의 안색

몸통이 부은 느낌

미열

입안의 쓴맛

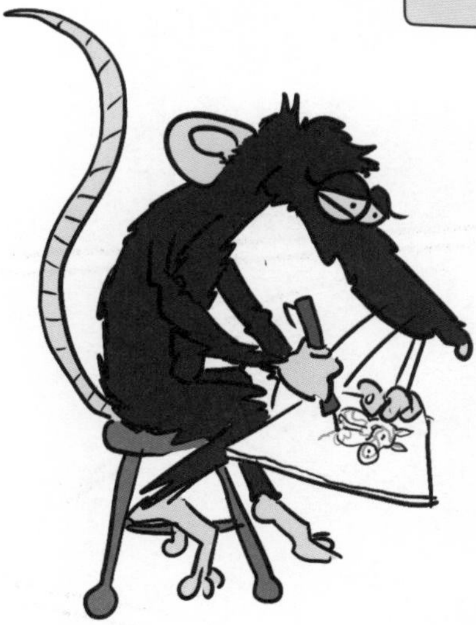

귀 안의 가려운 울림

갑자기 일어설 때 느껴지는 현기증

황색(黃色)의 눈

몸이 무거운 느낌

설사나 변비

두거운 황태(黃苔)가 낀 혀

가끔씩 몸에서 느껴지는 작열감(灼熱感)

활삭맥(滑數脈)

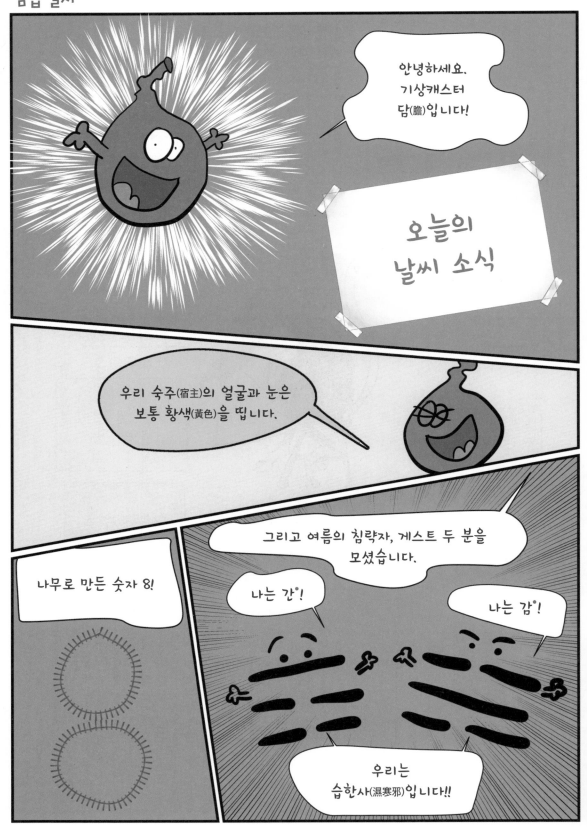

• 간: 주역에서 간괘(艮卦)는 산을 대표한다.
• 감: 주역에서 감괘(坎卦)는 물을 대표한다.

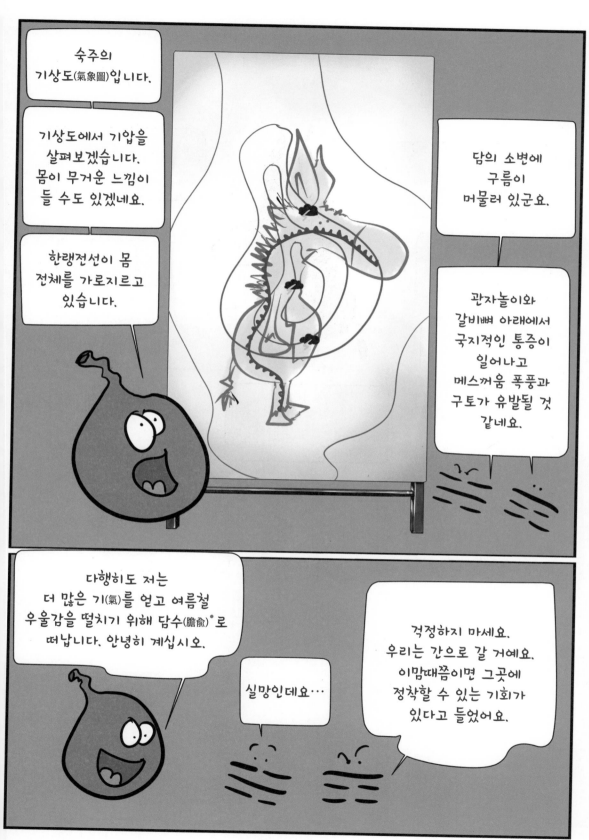

* 담수(膽兪): 족태양방광경(足太陽膀胱經)의 혈 자리로, 담(膽)의 배수혈(背兪穴)이다.

담습열사

膽濕熱邪

황색(黃色)의
얼굴과 눈동자

갈비뼈 아래의
통증

몸 전체가
무거운 느낌

탁한 소변

몸이 차가운 느낌

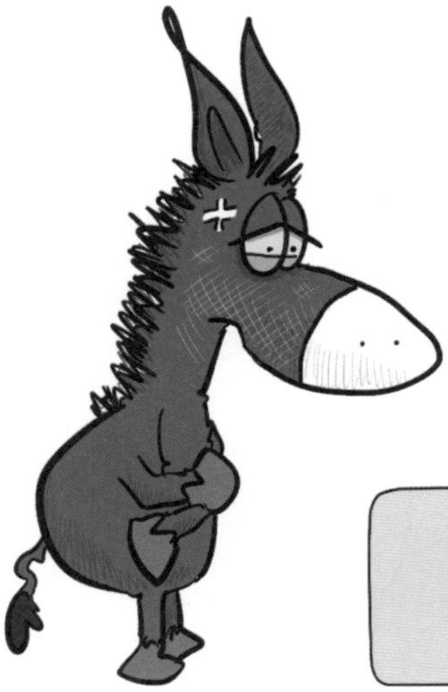

관자놀이 부근의
둔탁한 두통

메스꺼움과
구토(嘔吐) 증상

두꺼운 백태(白苔)가
낀 혀

활지맥(滑遲脈) 또는
팽팽한 맥

여름과 심장

심장心臟과 소장小腸 증후군

황금 원숭이와 마스터 보가 정글의 나무 꼭대기에 앉아서 심장(心臟)과 연관된
장기인 소장(小腸)에 대해 이야기하고 있다. 그들은 이글대는 정오의 열기(熱氣)와
무자비하게 내리쬐는 햇볕 아래서 땀을 쏟고 있다.

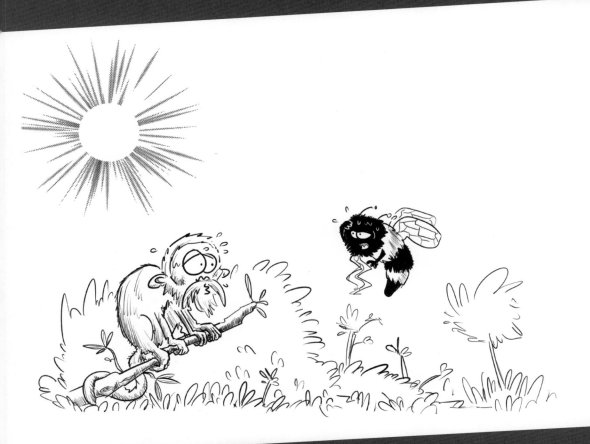

황금 원숭이: 스승님, 저에게 알려주세요. 심장은 무엇인가요? 건강하게 살아가는 데 심장은 얼마나 중요한 거죠?

마스터 보: 심장은 삶의 본질에 있어서 매우 중요하다네. 심장은 장부(臟腑)의 군주지관(君主之官)이고 모든 감정이 있는 곳이지. 심장은 정신적으로 우리에게 기쁨과 흥분, 그리고 삶에서 즐거움을 찾을 수 있는 능력을 준다네. 기능적으로는 혈(血)의 생성과 순환을 담당하고 혈관을 조절하지. 또한 심장은 안색(顔色)을 나타내고, 정신을 머물게 하고, 혀에 개규(開竅)하며 땀을 흘리게 한다네. 심장은 원숭이로 하여금 건방지고 허튼 수작을 부리고 전형적으로 어린애 같이 행동하며 그들의 욕구를 표출하게 하지. 만약 심장의 이 기능 중에서 어느 하나가 약해진다면 건강을 잃게 될 거라네.

황금 원숭이: 지금 저에게 원숭이의 본성이 심장의 선물이라고 말씀하시는 것입니까?

마스터 보: 벼룩이 들끓는 제자여, 그렇다네. 선물인지 저주인지 그건 자네가 마음먹기에 달려있지. 심장의 기(氣)는 즐거움(喜)의 감정에 상응하여 움직이네. 그리고 즐거움의 감정은 심장의 기에 따라 표현되지. 가슴 속에서 빛나는 불빛처럼 그건 우리에게 즐거움과 행복감을 주지. 이 불(火)이 사라지면 삶의 긍정적인 감정과 연결될 거라네. 만약 그 불이 활활 타오르면 흥분되고 심지어 조광증(躁狂症)이 나타날 수도 있지. 마음가짐의 감정적 표현이라고 할 수 있네.

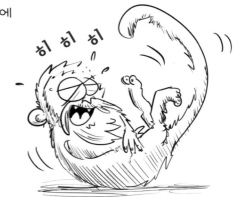

황금 원숭이: 심장의 기능을 더 말씀해주세요. 이 놀라운 장기를 더 자세하게 이해하고 싶어요. 심장과 혈(血)은 어떤 관련이 있습니까?

마스터 보: 가장 먼저 혈이 부분적으로 음식의 에너지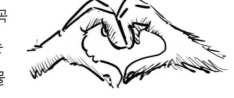로부터 만들어진다는 사실에 유념하게. 심장은 곡기(穀氣)를 혈로 바꿔주는 작용을 한다네. 자네는 순전히 바나나의 곡기만 필요하겠지만, 다른 동물들은 건강한 곡기를 얻기 위해 오미(五味)의 균형을 맞추려고 한다네. 이것은 비장(脾臟)에서 심장으로 보내는 에너지를 생성하는 것을 도와주지. 이런 식으로 심장은 필요한 연료를 얻어서 건강한 혈을 만들고, 혈은 신체 조직에 영양분을 주고 우리를 생기 넘치게 하지. 혈관을 통해서 우리 신체에 혈이 부드럽게 돌게 하는 것이 심장의 역할이라네. 만약 심장의 기능이 어떤 이유로 손상되면 혈액 순환에 문제가 생겨 우리 몸이 창백해지고 차가워질 수 있다네. 심장은 또한 신(神)의 자리이며 신령(神靈)은 숭고한 목적으로 이끌어 주지. 즐거움, 연민 그리고 영혼적인 성장에 대한 우리의 능력과의 연결은 절대적이고, 이러한 마음 상태에 대한 연결은 심장에서 일어난다네.

황금 원숭이: 심장과 관련된 병은 무엇입니까? 군주지관에서 어떻게 불균형이 나타나게 됩니까?

마스터 보: 심장에 영향을 미치는 많은 상태가 있다네. 가장 일반적인 예들은 다음과 같지. 심기부족(心氣不足), 심음부족(心陰不足), 허열(虛熱)을 동반한 심음부족(心陰不足), 심양부족(心陽不足), 심혈부족(心血不足), 심화항성(心火亢盛), 담화요심(痰火擾心), 담미심규(痰迷心竅)와 소장허한(小腸虛寒)이네. 이들 각 상태들은 몸을 아프게 하고, 의사의 기량은 우선 아픈 증상들을 구별하는 능력에 따라 결정될 것이라네. 진단(診斷)이 잘못되면 치료도 부적절하게 될 테니 말이지.

황금 원숭이: 심장의 짝 장기인 소장은 어떤 역할을 하죠?

마스터 보: 소장은 소화 시스템의 일부를 다루지. 소장은 분청(分淸)*의 핵심 장기라네. 소장은 생각과 행동을 분류하는 방식뿐만 아니라 소화 과정에 영향을 주기도 하지. 원숭이가 잘못된 것과 옳은 것, 나쁜 것과 좋은 것을 구별하는 능력도 소장의 건강함에 달려있네.

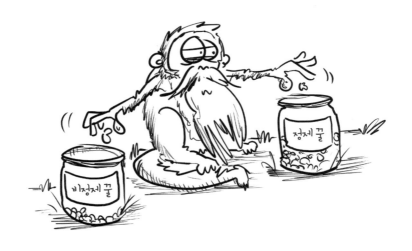

• 분청(分淸): 음식물을 정화(精華)물질과 조박(糟粕)물질로 분리해 정화(精華)물질만 흡수하는 과정이다.

심기부족

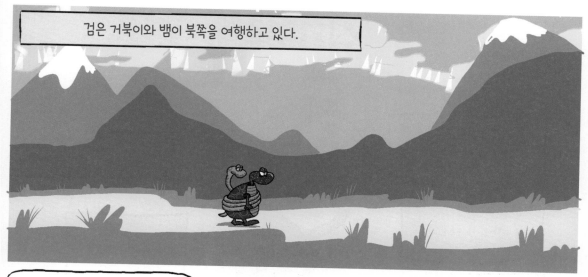

검은 거북이와 뱀이 북쪽을 여행하고 있다.

숨이 턱턱 막혀서 쉬고
싶어요. 숨차고 지친다고요!

의사가
처방한 약을
먹는 게 어때요?

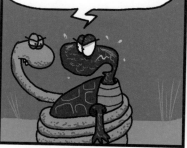

당신을 이곳저곳
데리고 다니지 않았다면
자한(自汗)*도 없었을 테고
심계항진(心悸亢進)으로 고통
받을 일도 없었을 거예요!

저 때문이라고요?
전 당신의 심장에 있는
기(氣)를 빨아먹지
않았는데요!

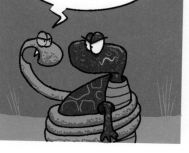

어쨌든 당신이 제 말에
귀 기울여서 현무(玄武)*의
마법이동 제안을 받아들였다면
지금쯤 우리는 집에 있었을
거라고요!

우리는
거북이걸음으로 겨우
하루에 3리(里)씩 가고
있어요!

• 자한(自汗): 깨어 있는 동안 갑작스럽게 땀이 많이 흐르는 증상이다.
• 현무(玄武): 풍수지리에서 말하는 북방 신이며 거북이와 뱀이 합쳐진 모습을 하고 있다.
이외에도 동쪽의 청룡(靑龍), 서쪽의 백호(白虎), 남쪽의 주작(朱雀)이 있다.

심기부족
心氣不足

우울감과
축 처진 기분

심계항진(心悸亢進)

창백한 안색

자한(自汗)

탈진감(脫盡感)

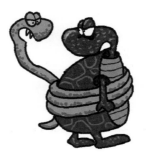

운동 시 쉽게
숨 가쁜 증상

백태(白苔)가 낀
창백한 혀

약맥(弱脈)

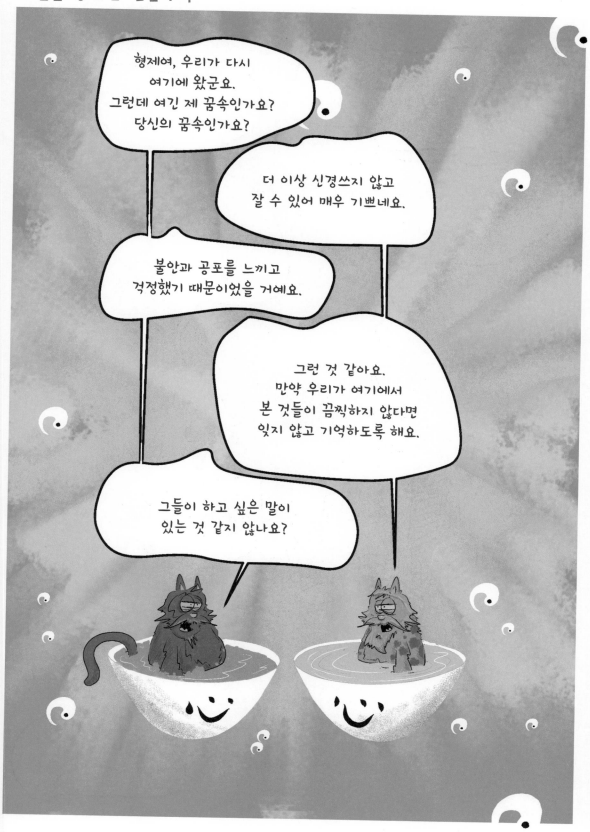

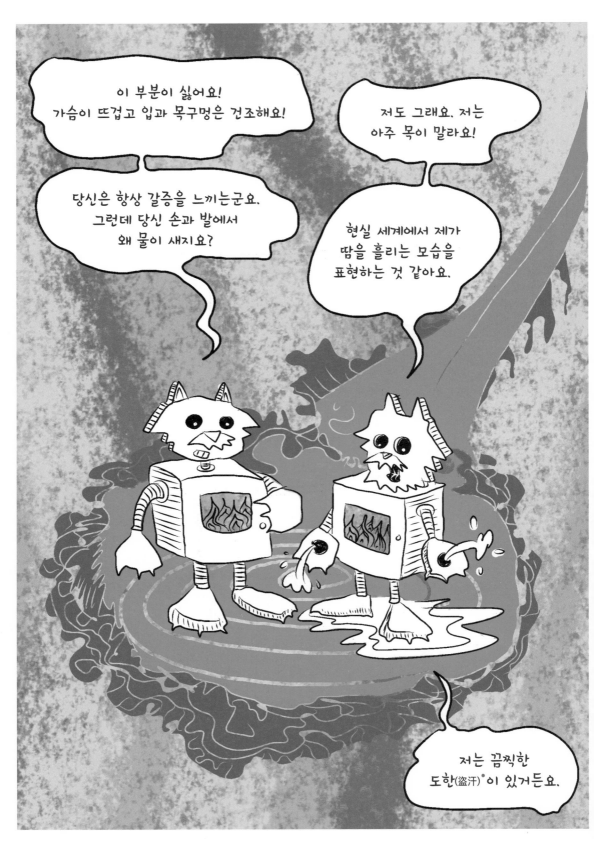

• 도한(盜汗): 자는 동안 땀이 나다가 잠에서 깨면 땀이 멎는 증상이다.

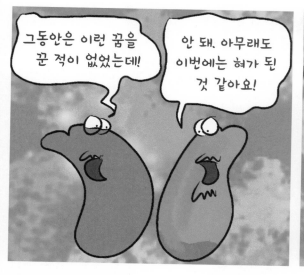

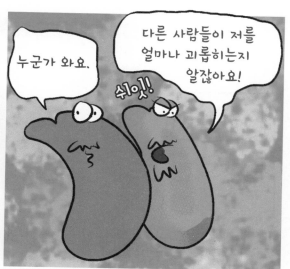

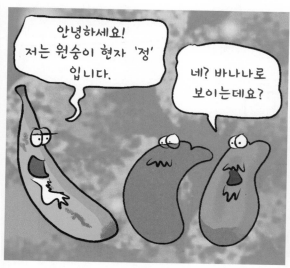

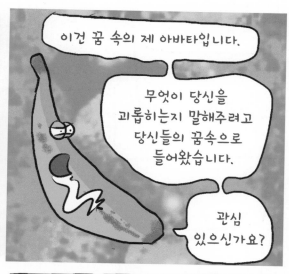

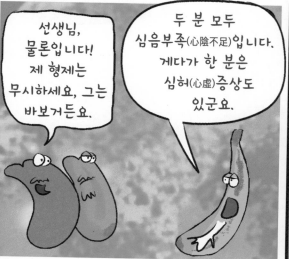

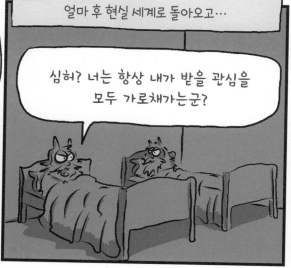

허열을 동반한 심음부족

虛熱   心陰不足

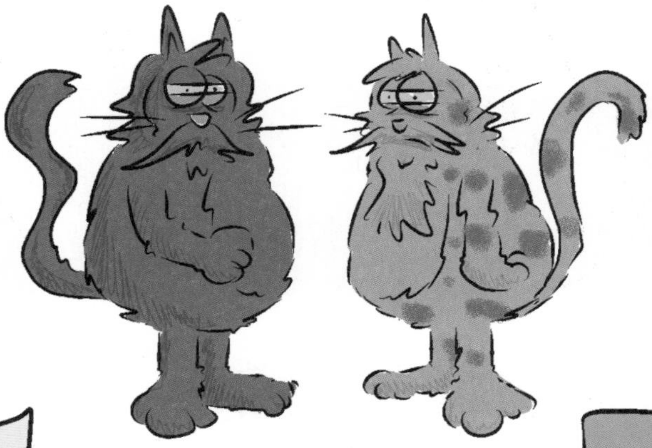

불면증

부족한
단기기억력

불안한 마음

건조한
목과 목구멍

가슴의 열감(熱感)

불안과
극심한 공포감

심계항진(心悸亢進)

남에게
괴롭힘 당하는
듯한 기분

가슴과 손바닥,
발바닥의 땀

도한(盜汗)

지속되는 갈증 상태

태(苔)가 없거나
아주 약간 있는 빨간 혀

세삭맥(細數脈)

심양부족

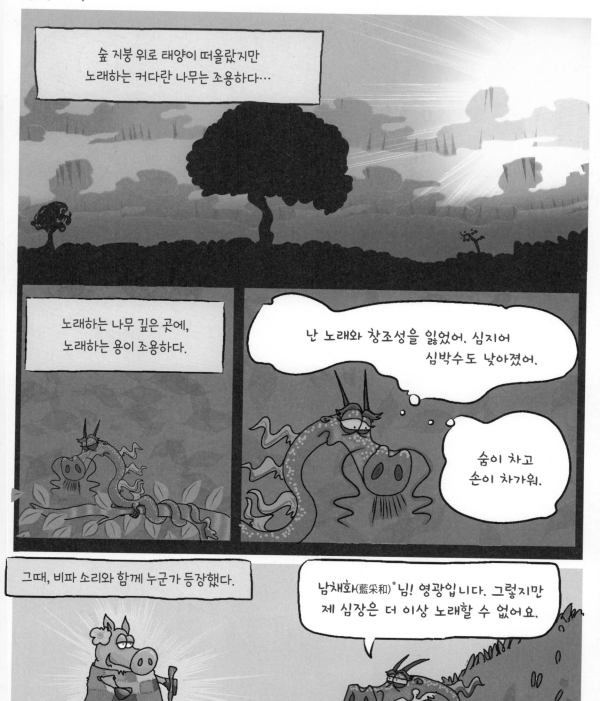

숲 지붕 위로 태양이 떠올랐지만 노래하는 커다란 나무는 조용하다…

노래하는 나무 깊은 곳에, 노래하는 용이 조용하다.

난 노래와 창조성을 잃었어. 심지어 심박수도 낮아졌어.

숨이 차고 손이 차가워.

그때, 비파 소리와 함께 누군가 등장했다.

남채화(藍采和)*님! 영광입니다. 그렇지만 제 심장은 더 이상 노래할 수 없어요.

우리는 당신의 노래를 그리워하네. 당신을 도우려고 이곳에 왔다네. 당신 심장의 양(陽)을 회복시키기 위해 이곳에 왔다네.

* 남채화(藍采和): 도교에서 말하는 팔선인 중 한 명이다. 노래를 부르며 천하를 여행하였다.

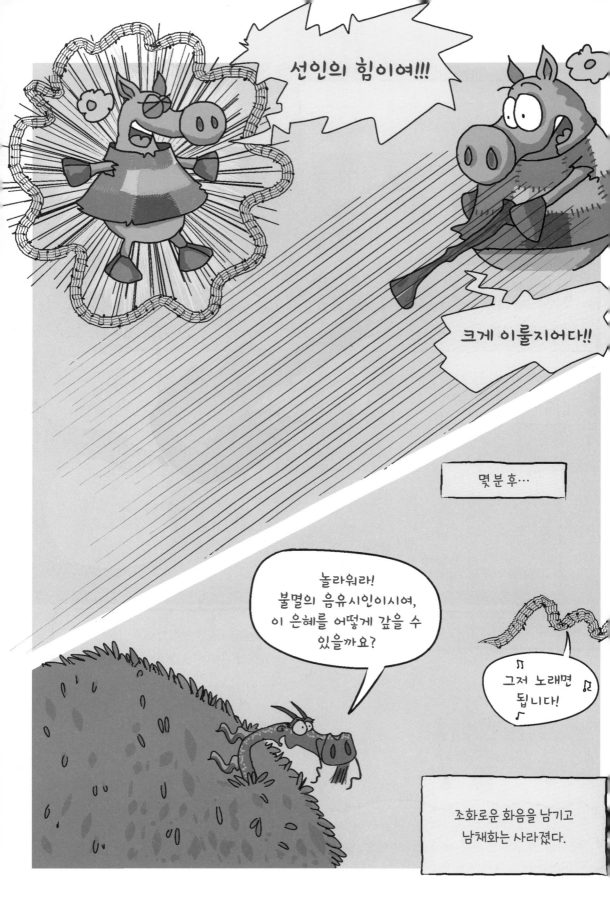

심양부족
心陽不足

심계항진
(心悸亢進)

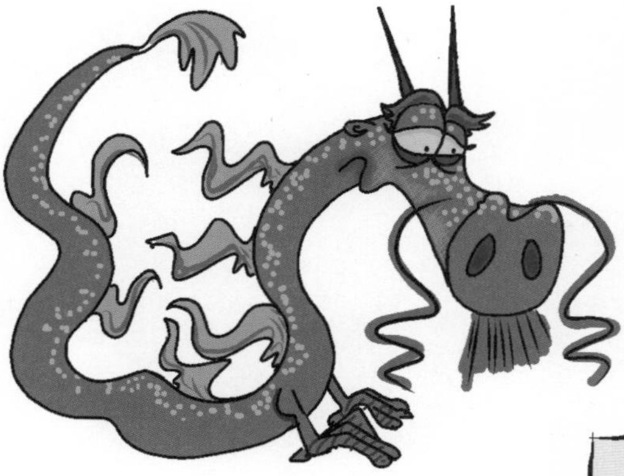

차가운 손발

가쁜 호흡

청색 입술

우울한 기분

창백한 얼굴

창조성 부족

자신을 표현하지 못함

자한(自汗)

엷고 촉촉한 태(苔)가 낀
창백하고 부은 혀

세약맥(細弱脈)

심혈부족

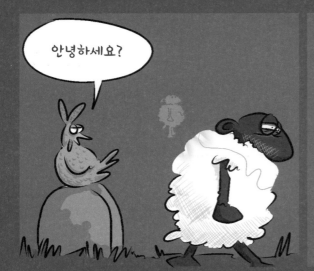

안녕하세요?

네? 저는 몇 날 며칠 동안 못 잤어요. 심장이 두근거리고, 불안하고 비참하고 공포감을 느껴요.

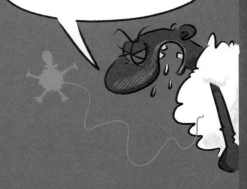

그렇군요. 당신의 신(神)이 심장(心臟)에 깃들지 못하고 흩어져 있어요.

어떻게 볼 수 있는 거죠?

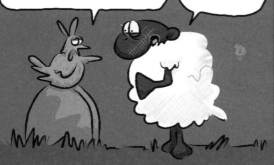

시력은 나쁘지만 다른 방법으로 볼 수 있답니다…

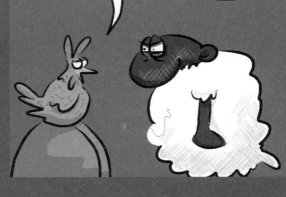

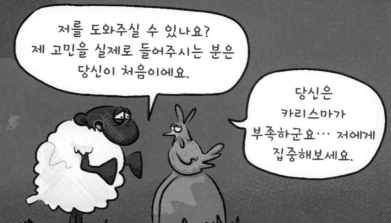

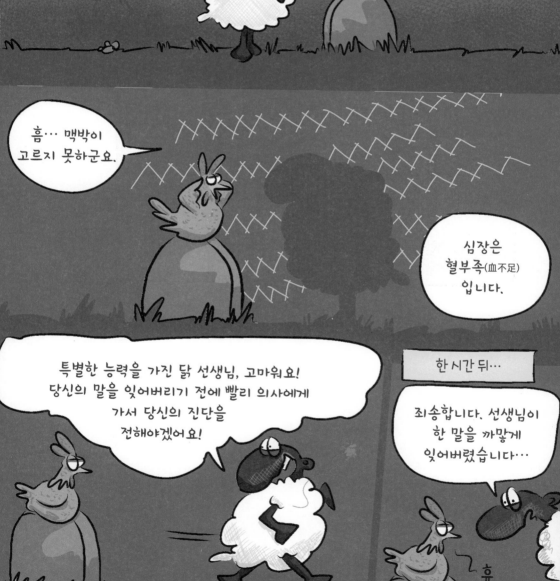

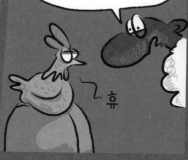

심혈부족
心血不足

심계항진
(心悸亢進)

불면증

창백한 얼굴과
입술

우울한 기분

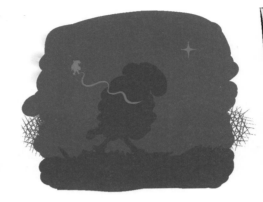

불안과 공포감

부족한
단기기억력

카리스마 부족

창백한 혀

세약맥(細弱脈)

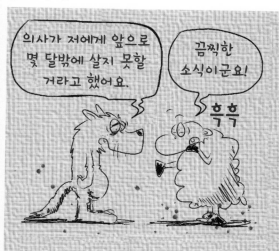

혹시 심각한 상황에서 부적절하게 웃어본 적이 있나요?

당신은 가끔씩 불안하고 혼란스러운가요?

혹시 혀에 이상이 있나요?

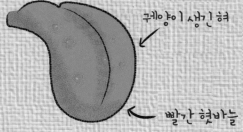

궤양이 생긴 혀

빨간 혓바늘

당신은 고통 받고 있나요?

- 입안의 궤양
- 심계항진(心悸亢進)
- 불면증(不眠症)
- 가슴의 열(熱)
- 붉은 얼굴

당신은 심화항성(心火亢盛)입니다. ♥

치료를 받으려면
황금 원숭이 의사를 찾으세요!

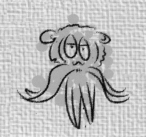

심화항성
心火亢盛

심계항진
(心悸亢進)

입안의 궤양

불안

정신 혼란

가슴의 열감(熱感)

불면증

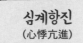
하! 하! 하!

어두운 색의 소변

붉은 얼굴

부적절하게
웃는 경향

빨간 혓바늘과 궤양

삭맥유력
(數脈有力)

돼지와 원숭이 현자, 그리고 복숭아

이것은 서부 고원에 있는 돼지 무리에서 중병에 걸린 한 돼지가 겪은 이야기이다.
또한 이것은 의사가 경험한 이야기이기도 하다.

가장 나이 많은 암퇘지의 기억 속에 남아 있는 아주 오래 전의 이야기다.
수퇘지 한 마리가 심장에서 극심한 고통을 느꼈고 통증은 그의 왼팔로 퍼져나갔다.
숨은 가빠졌고 가슴은 꽉 조이는 것 같았으며 공포를 느꼈다.
의사가 그의 심장소리를 들어보니 마치 장난기 많은 새끼돼지가
날쌔게 움직이는 것 같이 불규칙했다.
의사는 당혹스러워 했고 주변의 다른 돼지들은 심각한 문제가
다시 발생한다면 수퇘지가 죽을지도 모른다며 우려했다.
결국 그 수퇘지는 현자(賢者) '정'에게 진단 받기 위해
남쪽으로 멀리 떨어져 있는 정글로 보내졌다.
길고 고된 여행 과정에서 많은 이야기가 있었지만,
여기에서는 의사의 이야기와 돼지의 증상과 그 원인,
그리고 치료법에 관해서만 전하고자 한다.

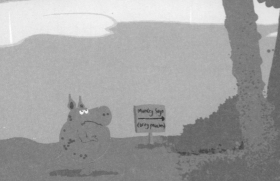

먼 길을 걸어 마침내 그 수퇘지는 현자가 있는 정글의 입구에 도착했다.

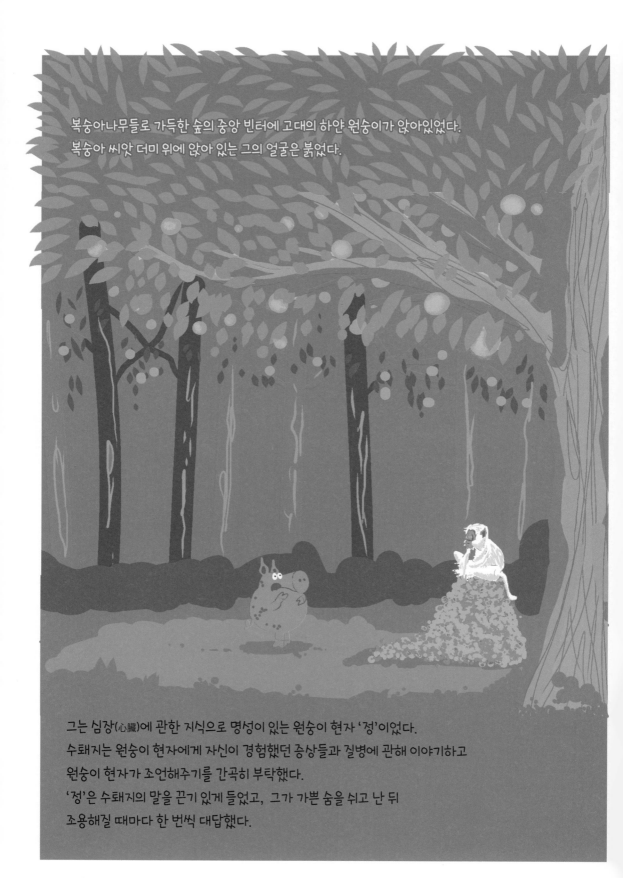

복숭아나무들로 가득한 숲의 중앙 빈터에 고대의 하얀 원숭이가 앉아있었다.
복숭아 씨앗 더미 위에 앉아 있는 그의 얼굴은 붉었다.

그는 심장(心臟)에 관한 지식으로 명성이 있는 원숭이 현자 '정'이었다.
수퇘지는 원숭이 현자에게 자신이 경험했던 증상들과 질병에 관해 이야기하고
원숭이 현자가 조언해주기를 간곡히 부탁했다.
'정'은 수퇘지의 말을 끈기 있게 들었고, 그가 가쁜 숨을 쉬고 난 뒤
조용해질 때마다 한 번씩 대답했다.

"혀를 보여주세요." 원숭이 현자가 말했다.

수태지는 현자에게 혀를 보여주었는데 작살나무 열매처럼 자줏빛이었다.

"왼팔을 주세요." 현자가 수태지에게 말했다. 수태지는 팔을 내밀었고

현자는 수태지의 손목(혹은 발목)에 세 손가락을 올리고 멈췄다.

그들은 몇 번 더 숨 쉬면서 이 과정을 반복했다.

현자는 수태지의 손목을 가볍게 진맥하다가

어떤 때는 꾹 누르기도 했다.

"세맥(細脈)이군요." 현자가 말했다.

"예상한 대로예요."

수태지는 그 현자가 말을 할 때까지 기다렸다.

그의 심장은 걱정 때문에 불규칙적으로 두근거리고 가슴은 기대감으로 꽉 조인 상태였다.

"아주 심각하군요." 현자가 설명하였다.

"심장이 혈정체(血停滯) 증상을 보이고 있어요.

제가 당신을 치료하는 동안 저와 같이 지내야 합니다.

마비가 오기 시작하면 당신은 죽을 만큼 아플 테니까요."

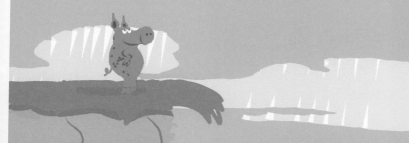

그래서 수태지는 원숭이 현자 '정'의 장기 입원 환자가 되었다.

현자는 남쪽에서 보편화된 금속 바늘을 사용하는 침술로 수태지를 치료했다.

그들은 과일을 먹었고, 현자 '정'은 수태지에게 약초를 처방했다.

경혈 치료 과정에 대해서는 오직 '신문(神門)'만이 전해지며,

수태지가 적작약(赤芍藥) 뿌리와 홍화(紅花)와 복숭아 씨로 만든 약을 가지고 돌아와

약초에 대해서는 좀 더 알려졌다. (그리고 수태지는 죽을 때까지 복숭아를 소중히 여겼다.)

그 덕분에 심혈정체(心血停滯)의 증상과 치료법이 오늘날까지 전해지게 되었다.

심혈정체
心血停滯

심계항진(心悸亢進)

가슴의 압박감

숨이 가쁜 증상

어두운 색의 혀

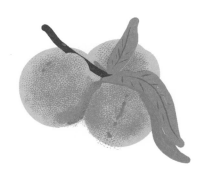

가슴의 통증이
왼쪽 팔 아래까지
퍼지는 증상

공포감

세부정맥(細不整脈)

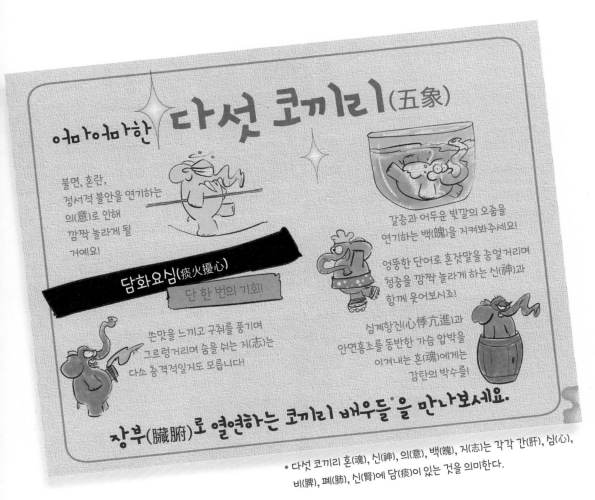

어마어마한 **다섯 코끼리**(五象)

불면, 혼란, 정서적 불안을 연기하는 의(意)로 인해 깜짝 놀라게 될 거예요!

담화요심(痰火擾心)
단 한 번의 기회!

쓴맛을 느끼고 구취를 풍기며 그렁거리며 숨을 쉬는 지(志)는 다소 충격적일지도 모릅니다!

갈증과 어두운 빛깔의 오줌을 연기하는 백(魄)을 지켜봐주세요!

엉뚱한 단어로 혼잣말을 중얼거리며 청중을 깜짝 놀라게 하는 신(神)과 함께 웃어보시죠!

심계항진(心悸亢進)과 안면홍조를 동반한 가슴 압박을 이겨내는 혼(魂)에게는 감탄의 박수를!

장부(臟腑)**로 열연하는 코끼리 배우들'을 만나보세요.**

• 다섯 코끼리 혼(魂), 신(神), 의(意), 백(魄), 지(志)는 각각 간(肝), 심(心), 비(脾), 폐(肺), 신(腎)에 담(痰)이 있는 것을 의미한다.

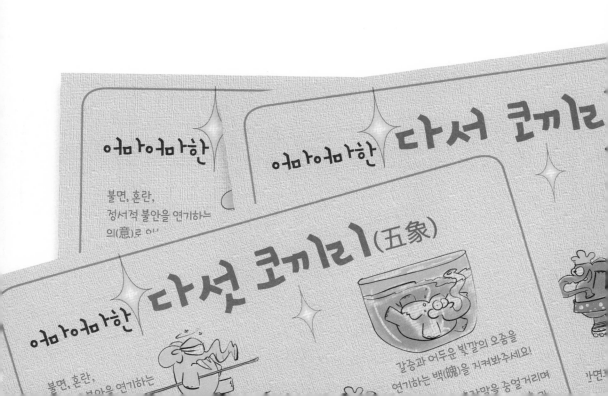

어마어마한

어마어마한 **다서 코끼리**

불면, 혼란, 정서적 불안을 연기하는 의(意)로 이

어마어마한 **다섯 코끼리**(五象)

갈증과 어두운 빛깔의 오줌을 연기하는 백(魄)을 지켜봐주세요!

불면, 혼란,

담화요심

痰火擾心

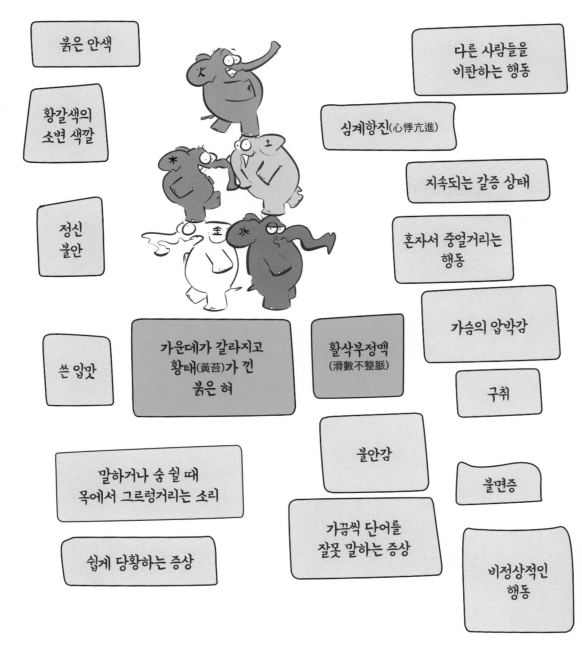

붉은 안색

황갈색의
소변 색깔

정신
불안

쓴 입맛

가운데가 갈라지고
황태(黃苔)가 낀
붉은 혀

말하거나 숨 쉴 때
목에서 그르렁거리는 소리

쉽게 당황하는 증상

다른 사람들을
비판하는 행동

심계항진(心悸亢進)

지속되는 갈증 상태

혼자서 중얼거리는
행동

가슴의 압박감

활삭부정맥
(滑數不整脈)

구취

불안감

불면증

가끔씩 단어를
잘못 말하는 증상

비정상적인
행동

담미심규

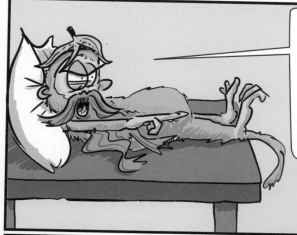

랜덤 산의 왕으로서
내 말을 데리고 올 것을 명하노라…
분홍색 말을 데려오너라.
나는 너무 피곤해서 화장실까지
걸어가기가 힘들다. 가기 귀찮아하는
것인지조차 확신할 수 없다.

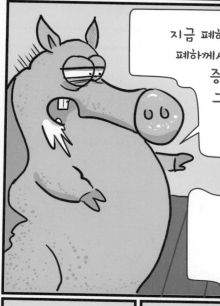

지금 폐하의 몸은 아주 안 좋습니다.
폐하께서도 이게 담미심규(痰迷心竅)
증후군인 걸 아시지요.
그렇지만 제가 할 수 있는
어떤 것도 효과가
없습니다.

미친 뱀들이
흔들거리며 타는
스키를 잡아채네!

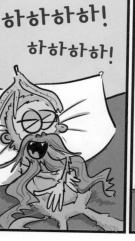

하하하하!
하하하하!

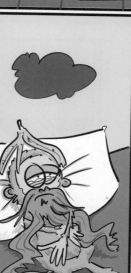

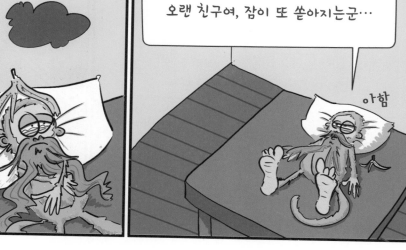

오랜 친구여, 잠이 또 쏟아지는군…

아함

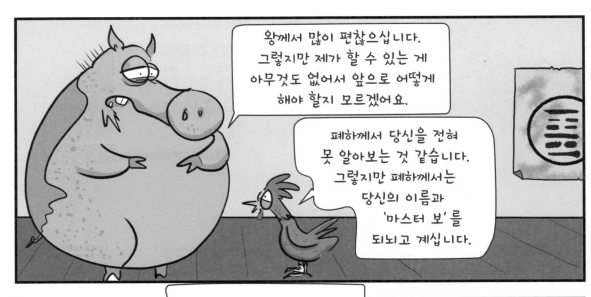

왕께서 많이 편찮으십니다.
그렇지만 제가 할 수 있는 게
아무것도 없어서 앞으로 어떻게
해야 할지 모르겠어요.

폐하께서 당신을 전혀
못 알아보는 것 같습니다.
그렇지만 폐하께서는
당신의 이름과
'마스터 보'를
되뇌고 계십니다.

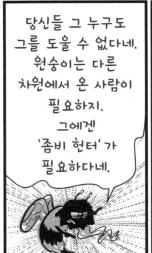

당신들 그 누구도
그를 도울 수 없다네.
원숭이는 다른
차원에서 온 사람이
필요하지.
그에겐
'좀비 헌터'가
필요하다네.

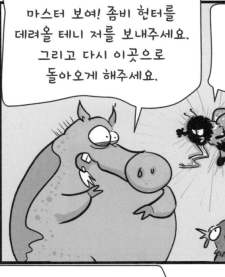

마스터 보여! 좀비 헌터를
데려올 테니 저를 보내주세요.
그리고 다시 이곳으로
돌아오게 해주세요.

정, 마스터에게도
그럴 수 있는 힘은 없다네.
작은 체구라면
시도는 해볼 수
있겠지만…

그럼
제가 갈게요!

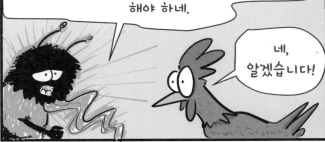

아주 좋군. 집중해서 들어주길 바라네.
나는 자네를 현자가 알아볼 수 있는 모습으로
바꿔서 다른 차원으로 보낼 거라네. 자네는
현자를 설득해서 이곳으로 데리고 오고,
현자가 황금 원숭이를 치료하게
해야 하네.

네,
알겠습니다!

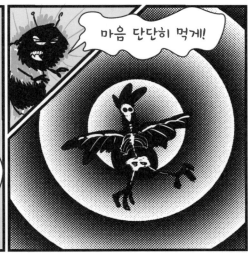

마음 단단히 먹게!

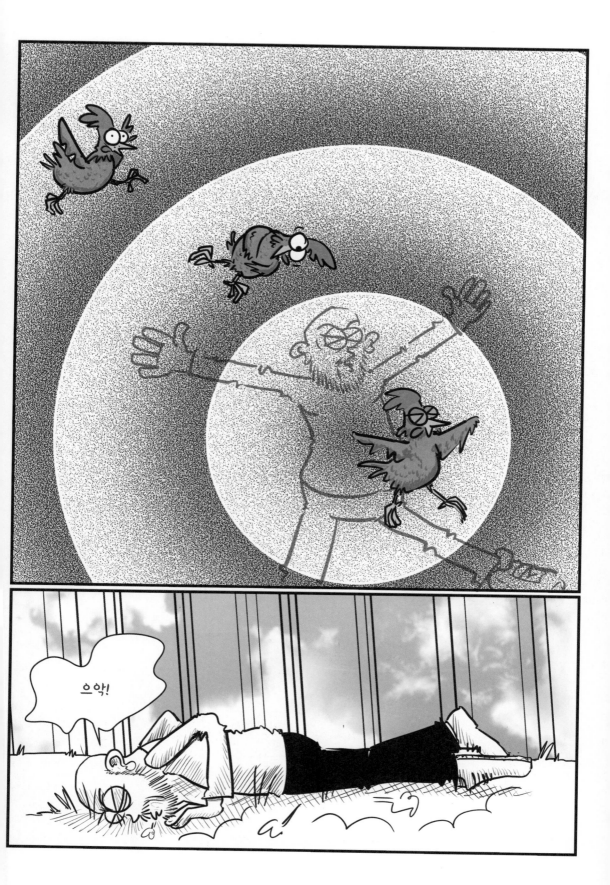

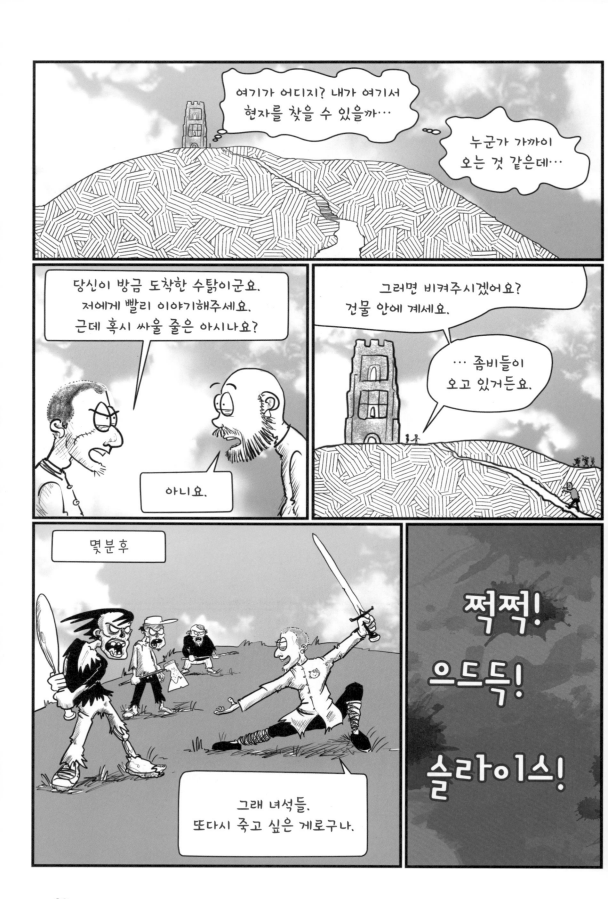

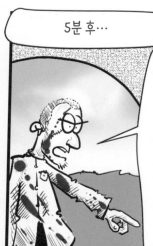

5분 후…

일단 씻고 올게요. 당신이 이곳에 온 이유와 좀비가 공격한 첫날에 죽은 사람과 당신이 닮은 이유는 다녀와서 들도록 하죠.

비극적인 이야기네요.

그런가요? 훈련에 게을렀던 사람들만 죽었어요. 이미 오래전의 일이죠. 이제 당신 이야기를 들려주세요.

수탉은 황금 원숭이의 이상한 행동과 급격한 기분 변화에 대해 설명했다.

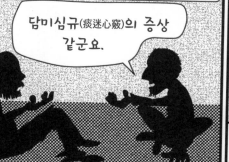

담미심규(痰迷心竅)의 증상 같군요.

원숭이를 도울 수 있는 방법이 있어요. 담을 치료하고 심장을 깨끗하게 하면 됩니다!

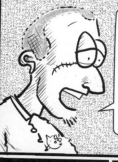

하지만 제가 직접 해야 해요. 당신의 차원으로 같이 돌아갑시다.

우리가 되돌아갈 수 있는 방법이 있을까요?

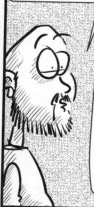

당신이 이곳으로 오면서 남긴 흔적을 따라가게 될 겁니다.

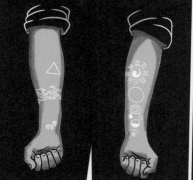

제 팔의 마법 상징들을 활성화시킬 거예요.

자, 이제 출발 합니다. 혀를 깨물지 않도록 조심하세요!

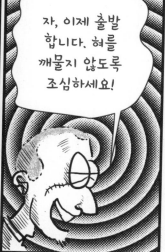

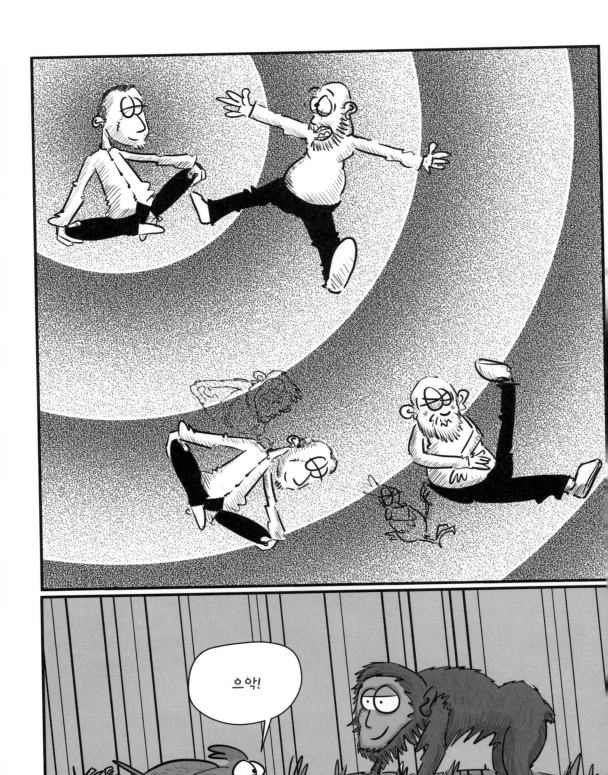

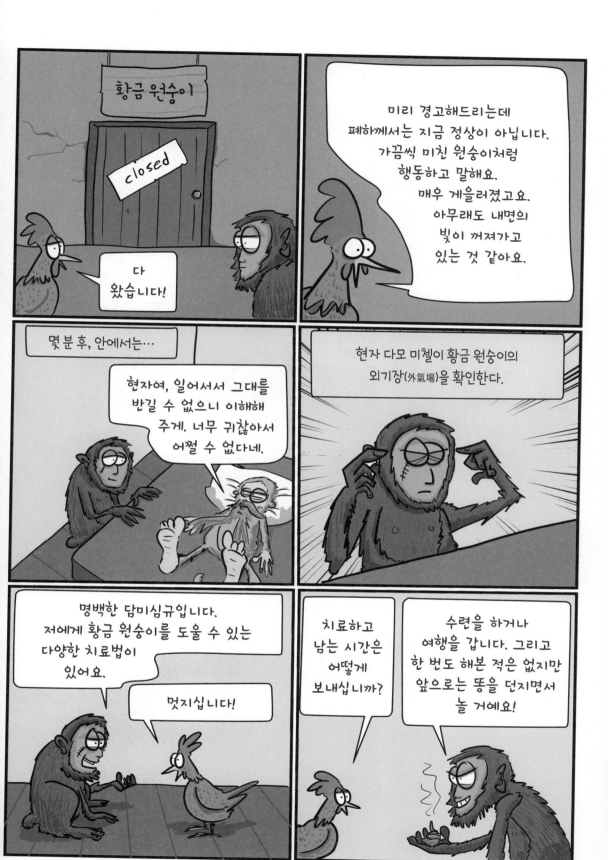

담미심규
痰迷心竅

정신 혼란

피로와 게으름

(조울증과 같은)
급격한 기분 변화

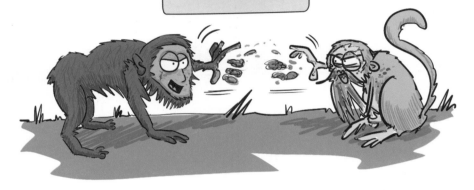

일관성 없는
생각과 말의 패턴

생기 없는 침침한 눈

정신이상적 행동

짙은 백태(白苔) 혹은
황태(黃苔)가 낀 붉은 혀

활부정맥(滑不整脈)

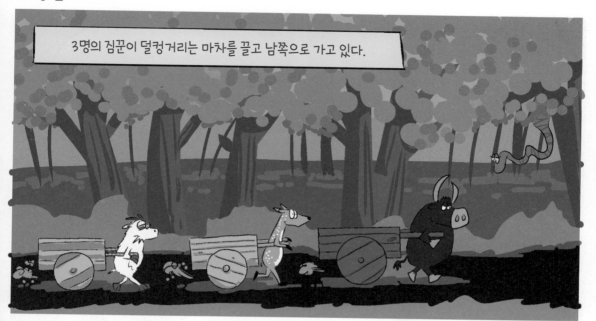

3명의 짐꾼이 덜컹거리는 마차를 끌고 남쪽으로 가고 있다.

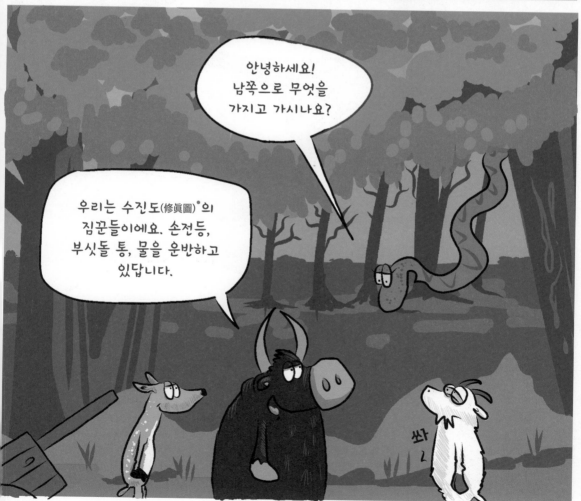

안녕하세요!
남쪽으로 무엇을
가지고 가시나요?

우리는 수진도(修眞圖)*의
짐꾼들이에요. 손전등,
부싯돌 통, 물을 운반하고
있답니다.

쏴
ㄹ

• 수진도(修眞圖): 도가(道家)의 명화로 몸과 마음을 갈고닦는 방법을 그렸다.

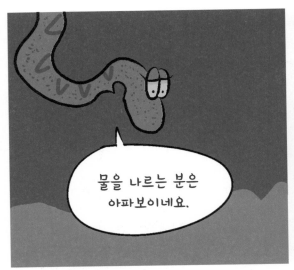

물을 나르는 분은 아파보이네요.

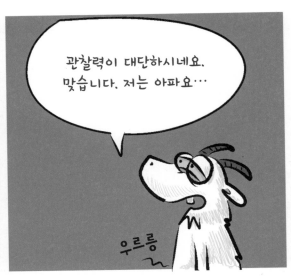

관찰력이 대단하시네요. 맞습니다. 저는 아파요···

우르릉

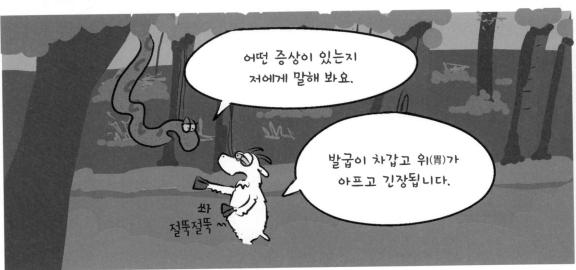

어떤 증상이 있는지 저에게 말해 봐요.

발굽이 차갑고 위(胃)가 아프고 긴장됩니다.

쏴
절뚝절뚝

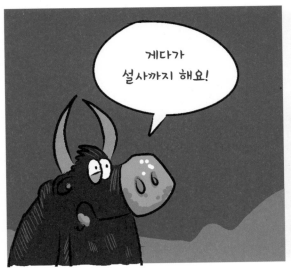

게다가 설사까지 해요!

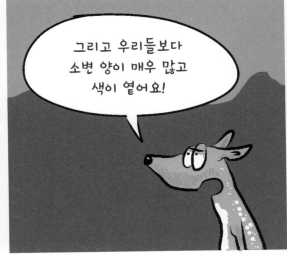

그리고 우리들보다 소변 양이 매우 많고 색이 옅어요!

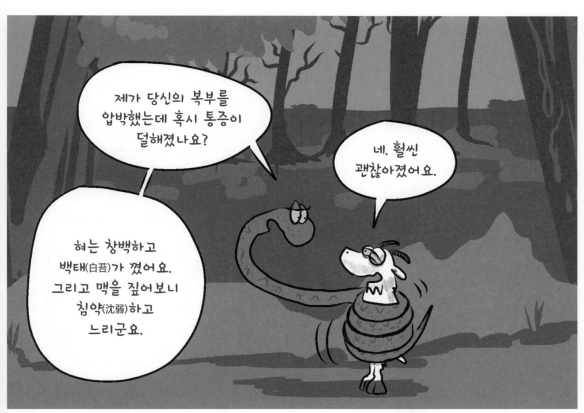

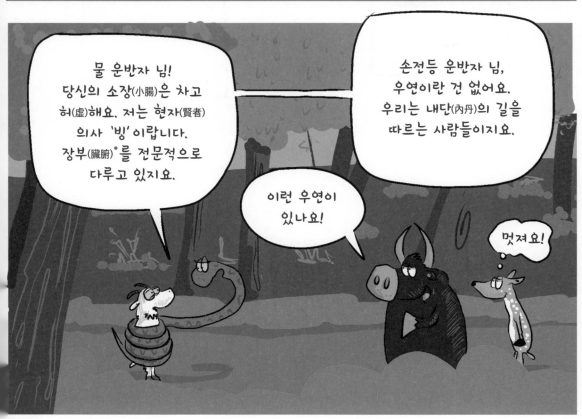

* 여기에서는 소장(小腸)을 의미한다.

소장한사와 허

小腸寒邪　　　　虛

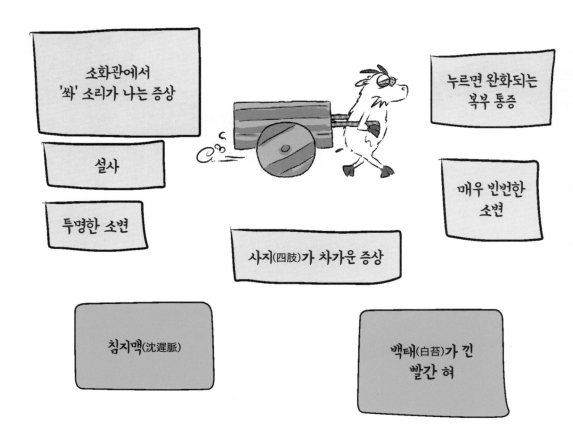

소화관에서
'쏴' 소리가 나는 증상

누르면 완화되는
복부 통증

설사

매우 빈번한
소변

투명한 소변

사지(四肢)가 차가운 증상

침지맥(沈遲脈)

백태(白苔)가 낀
빨간 혀

바나나 치즈 케이크

비위脾胃 증후군

늦여름, 위대한 현자 마스터 보와 황금 원숭이의 수업은 매일 계속되고 있다. 고대의 양피지 문서 더미 사이에서 분투하는 그들 위로 늦여름의 태양이 노란 빛을 드리운다. 공기가 축축하고 불편했지만, 황금 원숭이는 한의학에 통달하기 위해 여전히 정진하고 있다. 지루함과 배고픔을 느낀 황금 원숭이는 눈치 빠른 스승의 눈을 피해 책들 사이에 숨긴 바나나 치즈 케이크를 조금씩 깨물어 먹었다.

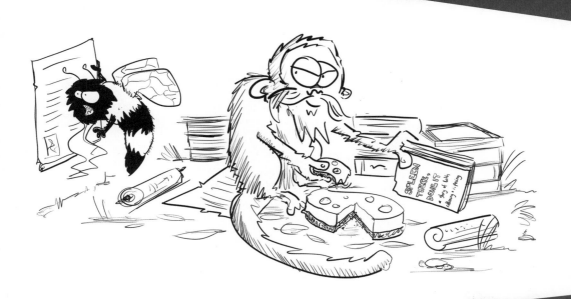

황금 원숭이: 오, 참을 수 없을 정도로 습기가 가득하군요. 매년 이맘때쯤이면 제 몸은 항상 무겁고 행동이 느려져요. 하지만 이 과업에 계속 전념해나갈 겁니다. 스승님, 말해주세요. 비장(脾臟)이 무엇입니까? 이 장기(臟器)는 무엇을 위한 것이죠?

마스터 보: 비장은 위대한 '운화(運化)'* 기관이라네. 이 장기는 음식을 소화하고 우리 몸으로 에너지를 흡수하는 과정을 맡고 있지. 그리고 비장과 짝 장기를 이루어 일하는 기관은 위장(胃臟)이라네. 우리가 음식을 먹으면 우선 위로 들어가게 되지. 위장에서는 '부숙(腐熟)'과정이…

황금 원숭이: 음식을 '부숙'한다고요? 너무 역겨운 것 같아요. 게다가 모순적이기까지 해요! 부숙이라니요? 음식은 먹을 수 있는 것과 상해서 먹을 수 없는 것 두 가지뿐이에요. 저는 상한 바나나를 먹을 수 없어요. 다시 말해서 상하지 않은 바나나만 먹을 수 있습니다. 저는 안목을 갖춘 원숭이라고요.

마스터 보: 어리석은 원숭이여, 부숙이란 음식 자체를 말하는 게 아니라 위장에 들어간 음식이 처리되는 과정을 이야기하는 것이라네. 위장은 음식을 받아서 소장을 거쳐 체내에서 더 가공될 수 있는 상태로 발효하고, 이 과정을 '부숙 과정'이라고 한다네. 그 결과 물질은 비장을 통해 상호작용하여, 음식물로부터 기(氣)를 얻는 것이지. 이 음식물 기를 '곡기(穀氣)'라 하는데 신체 건강에 매우 중요하네. 비장의 핵심 기능은 소화 과정에서 이런 형태의 기를 만들어내는 것이지. 비장이 건강하지 못하면 온갖 종류의 질병이 생길 수 있다네.

• 운화(運化): 음식물을 소화시키고 운반하는 기능이다.

황금 원숭이 : 어떻게 그렇게 되는 겁니까?

마스터 보: 비장으로부터 나온 곡기는 신체의 여러 기관에 보내진다네. 그것이 올라가 폐장(肺臟)에 영양분을 공급하면 종기(宗氣)*를 형성하네. 심장(心臟)을 거치면 혈(血)을 생성하기도 하지. 곡기는 오미(五味)로 나뉘는데, 다섯 방향의 기 운동은 신체의 주 장기와 대응된다네. 쓴 고미(苦味)는 심장(心臟)으로 가고, 신 산미(酸味)는 간장(肝臟)으로 가고, 매운 신미(辛味)는 폐장(肺臟)으로 가고, 짠 함미(鹹味)는 신장(腎臟)으로 가고, 마지막으로 단 감미(甘味)는 비장(脾臟)으로 다시 한 번 영양분을 공급하기 위해 돌아간다네. 모든 음식에 오미의 기가 있지만 각각의 음식들은 오미의 비율이 조금씩 다르다네. 특정한 곡기가 너무 많거나 적으면 각각 연관된 장기에 부정적인 영향을 준다네. 특히 자네가 좋아하는 바나나 초콜릿 치즈 케이크처럼 단 음식들은 비장의 건강을 악화시키는 감미를 과다하게 보내지. 이것은 나머지 사미(四味)를 만들어내는 능력을 약화시키게 되고 결국 다른 장기들도 약해지게 된다네.

황금 원숭이: 우걱우걱, 이 바나나 초콜릿 치즈 케이크가
뭐가 어때서요?

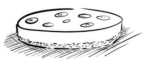

마스터 보: 운화 기능은 또한 신체의 진액에도 적용된다네. 젊은 제자여, 치료에 있어서 신체 진액을 조절하는 것의 중요성을 과소평가하지 않기를 바라네. 비장은 깨끗한(清) 진액을 폐장으로 올려 보내서 피부 바깥쪽으로 확장시키고 피부를 촉촉하게 한다네. 탁한(濁) 진액은 소장을 거쳐 아래로 보내지지. 만약 비장의 기능이 손상된다면 신체는 소위 '내습(內濕)' 상태가 될 거라네. 그러면 몸이 붓기 시작하고 무겁게 느껴지며 종종 살이 찌기도 하지.

• 종기(宗氣): 음식물이 잘 분해된 곡기(穀氣)와 숨쉴 때 들어온 청기(清氣)가
  결합되어 생긴 기를 말한다. 기의 조상이라 하여 종기(宗氣)라 한다.

황금 원숭이: 돼지 현자 '정'을 말씀하시는 것입니까? 제 생각에도 '정'은 극도로 습(濕)합니다.

마스터 보: 그건 아니라네. 돼지는 그저 뼈대가 굵을 뿐이야.

황금 원숭이: 역시 스승님의 관심은 꿀뿐이군요. 이제 비장과 건강과 관련된 비장의 역할에 대해 말씀해주세요.

마스터 보: 비장은 또한 혈이 혈관 안에 있도록 유지시켜주는 필수적인 역할을 맡고 있지. 만약 비장이 어떤 식으로라도 손상되면 혈이 새어서 멍이 들 수 있다네. 또한 비장은 근육에 영양분을 공급하여 근육을 튼튼하게 만들지. 비장이 손상되면 근육도 약해지고 탄력이 떨어질 거라네. 만약 자네가 멋진 암컷 원숭이를 만나고 싶다면 비장을 건강하게 유지해야 하네. 그렇지 않으면 그녀는 자네를 그저 멍청한 약골로 생각할 것일세. 비장에 영양분을 공급하는 게 치즈 케이크를 먹는 것보다 훨씬 중요하다는 걸 잊지 말게.

황금 원숭이: 마음은 어떻습니까? 비장이 원숭이의 마음에 어떤 영향을 줍니까?

마스터 보: 의(意)는 비장에 깃들어 있다네. 의는 모든 사고 과정과 인지 과정, 그리고 집중력의 중심이라네. 몇 초가 넘도록 한 가지에 집중하는 능력은 비장의 건강에 달려있지.

황금 원숭이 : 죄송합니다. 다시 한 번 말씀해주시겠습니까? 잠시 놓쳤습니다…

마스터 보: 의(意)는 자네의 마음에서 모든 감각정보가 처리되는 장소라네. 의는 정신의 다른 측면의 메시지가 고려되고 논리적인 생각으로 바뀌는 장소지. 기본적으로 영리하고 강해지고 싶다면 비장을 잘 돌보아야 하네.

황금 원숭이: 비장이 부조화 상태에 있으면 어떻게 되죠? 비장이 건강하지 않으면 어떤 질환이 나타납니까?

마스터 보: 비장에 영향을 주는 질환들이 많이 있다네. 비기부족(脾氣不足), 비양부족(脾陽不足), 비음부족(脾陰不足), 비열(脾熱), 허열(虛熱)을 동반한 비음부족(脾陰不足), 비혈부족(脾血不足), 비기하함(脾氣下陷), 비신기부족(脾腎氣不足), 비간혈부족(脾肝血不足), 비폐기부족(脾肺氣不足), 비불통혈(脾不統血), 비습열사(脾濕熱邪), 비한사(脾寒邪)와 비습한사(脾濕寒邪)가 그 예지. 마찬가지로 이러한 질환들은 비장의 짝 장기인 위장에서도 나타날 수 있다네. 위기부족(胃氣不足), 위음부족(胃陰不足), 위기상역(胃氣上逆), 위화(胃火), 위습열(胃濕熱), 위한사(胃寒邪), 위혈정체(胃血停滯)와 위숙식(胃宿食)이 그 질환이라네.

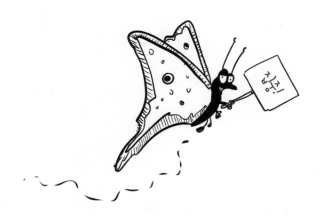

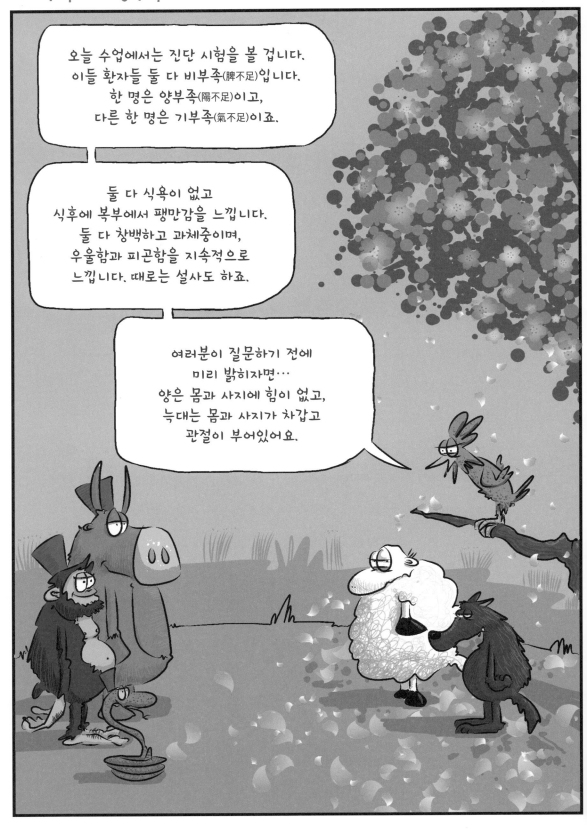

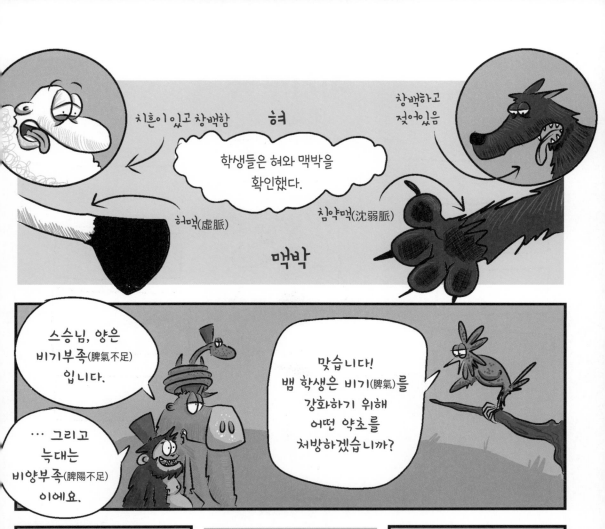

혀

치흔이있고 창백함

창백하고
젖어있음

학생들은 혀와 맥박을
확인했다.

허맥(虛脈)

침약맥(沈弱脈)

맥박

스승님, 양은
비기부족(脾氣不足)
입니다.

… 그리고
늑대는
비양부족(脾陽不足)
이에요.

맞습니다!
뱀 학생은 비기(脾氣)를
강화하기 위해
어떤 약초를
처방하겠습니까?

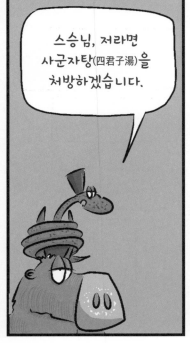

스승님, 저라면
사군자탕(四君子湯)을
처방하겠습니다.

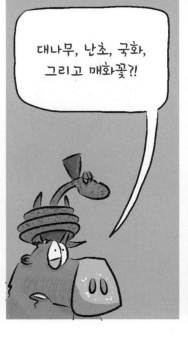

대나무, 난초, 국화,
그리고 매화꽃?!

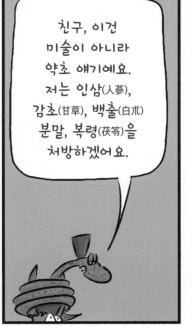

친구, 이건
미술이 아니라
약초 얘기예요.
저는 인삼(人蔘),
감초(甘草), 백출(白朮)
분말, 복령(茯苓)을
처방하겠어요.

비기부족
脾氣不足

식욕부진

피로감

설사

허약한 몸과 사지

허맥(虛脈) 또는 약맥(弱脈)

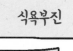

가장자리에
치흔(齒痕)이 있는
창백한 혀

식후 복부 팽만

창백한 안색

우울한 기분

체중 증가

비양부족
脾陽不足

식욕부진

피로감

설사

체중 증가

부실하게 뿌리를 둔
촉촉하고 창백한 혀

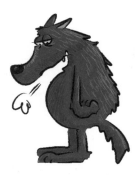

몸과 사지의 한기

침약맥(沈弱脈)

식후 복부 팽만

창백한 안색

우울한 기분

부어버린
관절
주변 부위

비음부족과 비열

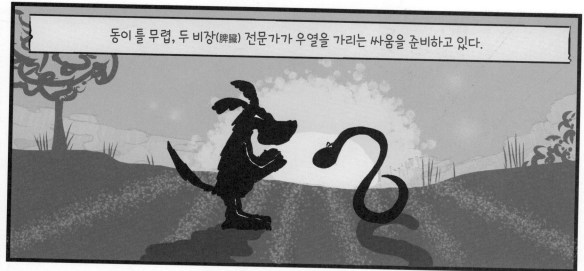

동이 틀 무렵, 두 비장(脾臟) 전문가가 우열을 가리는 싸움을 준비하고 있다.

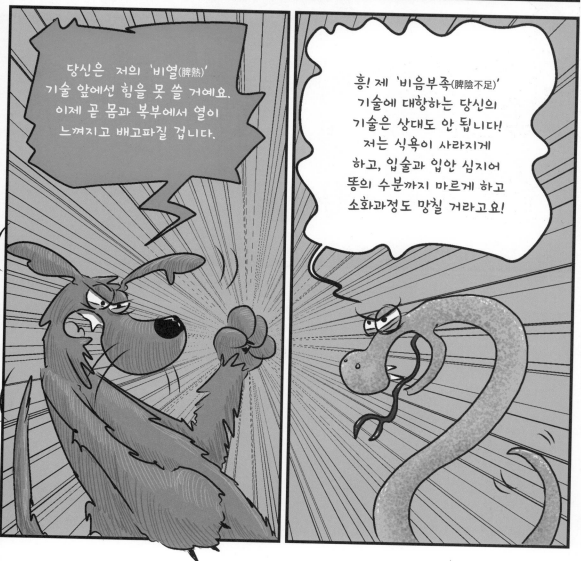

당신은 저의 '비열(脾熱)' 기술 앞에선 힘을 못 쓸 거예요. 이제 곧 몸과 복부에서 열이 느껴지고 배고파질 겁니다.

흥! 제 '비음부족(脾陰不足)' 기술에 대항하는 당신의 기술은 상대도 안 됩니다! 저는 식욕이 사라지게 하고, 입술과 입안 심지어 똥의 수분까지 마르게 하고 소화과정도 망칠 거라고요!

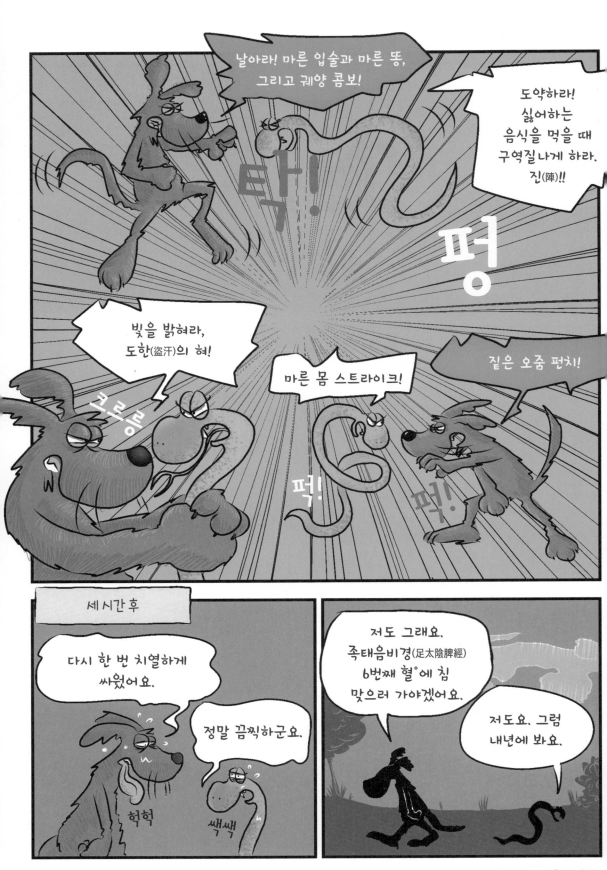

• 삼음교(三陰交)를 의미한다.

비음부족
脾陰不足

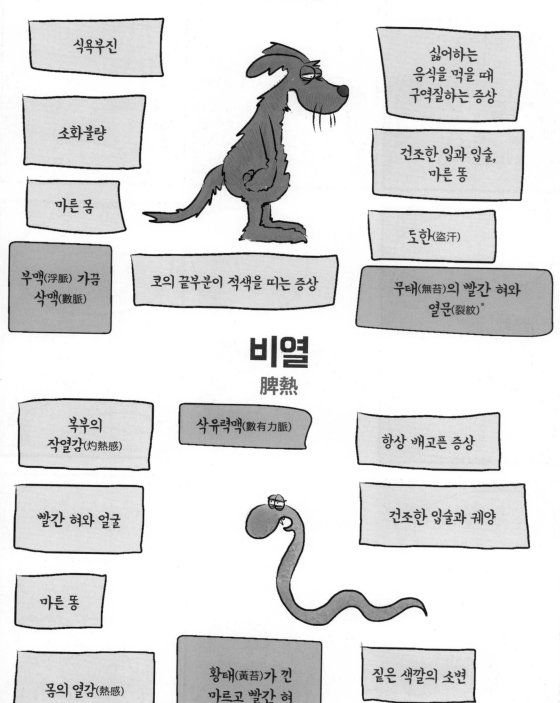

식욕부진

소화불량

마른 몸

부맥(浮脈) 가끔
삭맥(數脈)

코의 끝부분이 적색을 띠는 증상

싫어하는
음식을 먹을 때
구역질하는 증상

건조한 입과 입술,
마른 똥

도한(盜汗)

무태(無苔)의 빨간 혀와
열문(裂紋)*

비열
脾熱

복부의
작열감(灼熱感)

삭유력맥(數有力脈)

항상 배고픈 증상

빨간 혀와 얼굴

건조한 입술과 궤양

마른 똥

몸의 열감(熱感)

황태(黃苔)가 낀
마르고 빨간 혀

짙은 색깔의 소변

● 열문(裂紋): 혓바닥이 갈라진 상태이다.

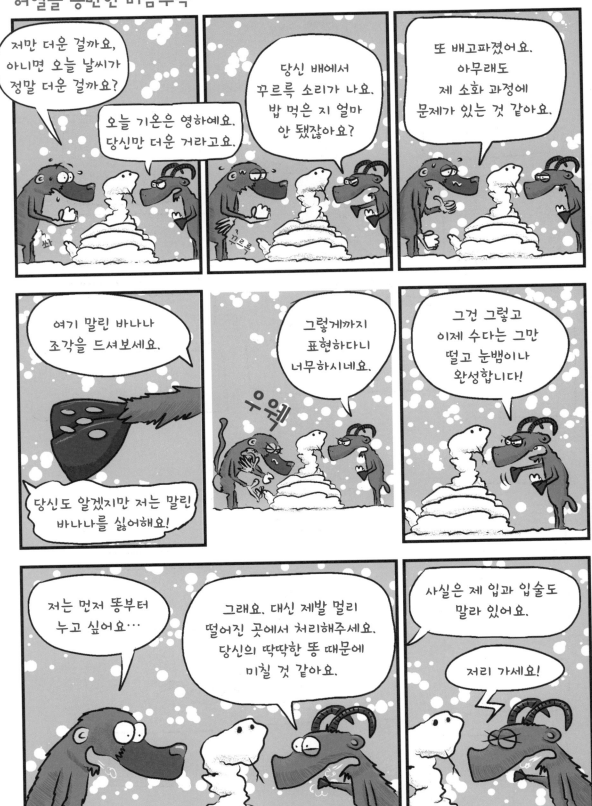

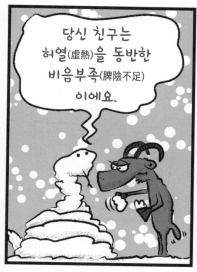

당신 친구는 허열(虛熱)을 동반한 비음부족(脾陰不足)이에요.

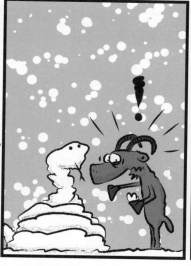

!

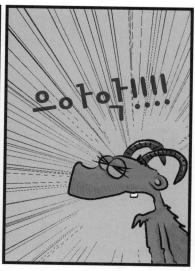

으아악!!!!

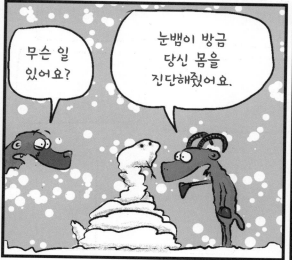

무슨 일 있어요?

눈뱀이 방금 당신 몸을 진단해줬어요.

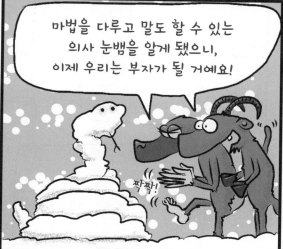

마법을 다루고 말도 할 수 있는 의사 눈뱀을 알게 됐으니, 이제 우리는 부자가 될 거예요!

짝짝!

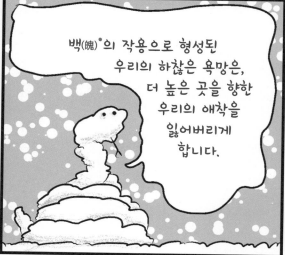

백(魄)*의 작용으로 형성된 우리의 하찮은 욕망은, 더 높은 곳을 향한 우리의 애착을 잃어버리게 합니다.

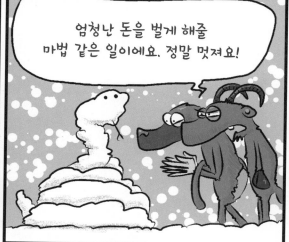

엄청난 돈을 벌게 해줄 마법 같은 일이에요. 정말 멋져요!

• 백(魄): 정신 의식 활동에서 정력, 패기, 넋을 표현한 말이다.

113

허열을 동반한 비음부족
虛熱   脾陰不足

자주 배고픈 증상

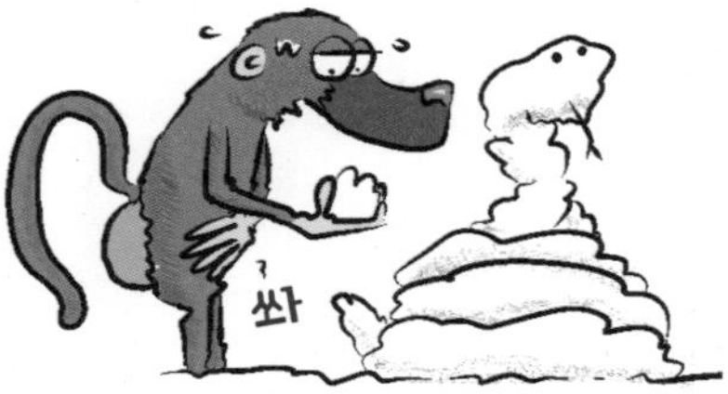

싫어하는
음식을 먹을 때
구역질하는 증상

소화불량

건조한 입과 입술

마른 똥

마른 신체

도한(盜汗)

빨간 얼굴과 코

저녁에 더위를 느끼는 증상

항상 창문을 열고자 함

더위를 잘 느끼는
증상

무태(無苔)의
빨간 혀와 열문(裂紋)

가끔
빠르게 나타나는
부맥(浮脈)

비장(脾臟) 뱀파이어

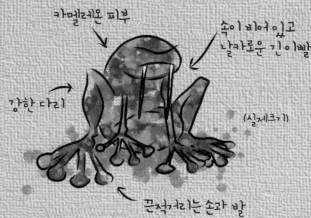

카멜레온 피부

속이 비어있고
날카로운 긴 이빨

강한 다리

(실제크기)

끈적거리는 손과 발

장부를 습격하는 모든 약탈자와
기생충 중에서 비장 뱀파이어가
가장 비난받고 있다.

비장 뱀파이어는 숙주(宿主)에게
붙기 위해 먼 거리를 도약하는 능력이 있고
일단 숙주에 붙게 되면 거의 보이지 않아서
발견하기 어렵다. 그러므로 의사는
이 혈(血)의 장기(臟器)에서 혈을 빼내가는 **비혈부족**(脾血不足) 증후군을 알아보아야 한다.

대부분의 비장 증후군 환자처럼 비혈부족 환자도 식욕이 없고 음식을 먹은 후에 복부에서
팽만감을 느낀다. 의사는 환자에게 장 운동에 대해, 특히 설사와 관련해서 확인해야 한다.
환자들은 일반적으로 나약함과 피로함을 느끼고 잠들기 어려워할 것이다. 그리고 그들은
일반적으로 몸집이 말랐으며 안색은 창백할 것이다.

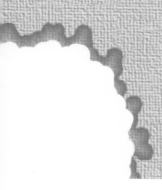

《장부의 약탈자와 기생충》, 317쪽

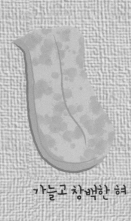

가늘고 창백한 혀

의사는 혀와 세부정맥(細 不整脈)의
맥박 또한 관찰해야 한다.
혀는 혈부족(血不足)의 명백한 증후를 보여준다.

여성 환자들은 생리할 때 혈이 거의 없거나 아예 비치지 않는
이상 증상을 경험할 수도 있다.
마침내 환자들이 그들의 몸 전체에서 통증이 느껴진다고 호소하지만
의사는 이 증상들의 원인을 찾을 수 없다.
이것들은 모두 다 비장 뱀파이어의 존재와 비혈부족의 증상을 나타내는 지표들이다.

의사는 즉시 감초 뿌리를 처방해야 한다. 비장 뱀파이어는 감초 뿌리의 맛을
싫어해서 숙주로부터 신속히 분리될 것이다.
또한 감초 뿌리는 비장부족(脾臟 不足) 증상을 완화시킨다.
인삼(人蔘)과 목향(木香), 그리고 용안육(龍眼肉)도 같은 작용을 한다.

비장 뱀파이어와 비혈부족으로부터 환자를 회복시키고
특히 장기를 튼튼히 하기 위해서 의사는
족태음비경의 3번 혈(태백, 太白)과 6번 혈(삼음교, 三陰交)에
침을 놓고 혈을 기르기 위해서 족태양방광경의
17번 혈(격수, 膈腧)과 20번 혈(비수, 脾腧)에 침을 놓아야 한다.

감초 뿌리

《장부의 약탈자와 기생충》, 318쪽

비혈부족
脾血不足

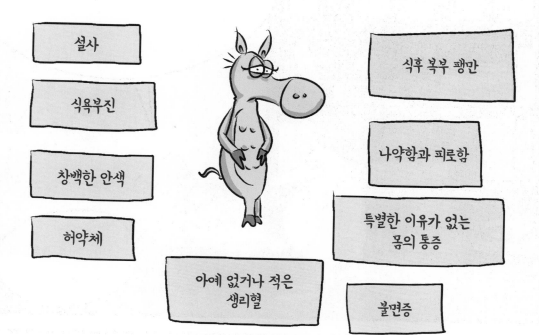

설사

식욕부진

창백한 안색

허약체

식후 복부 팽만

나약함과 피로함

특별한 이유가 없는
몸의 통증

아예 없거나 적은
생리혈

불면증

가늘고 창백한 혀

뚝뚝 끊어지는 맥,
종종 약맥(弱脈)

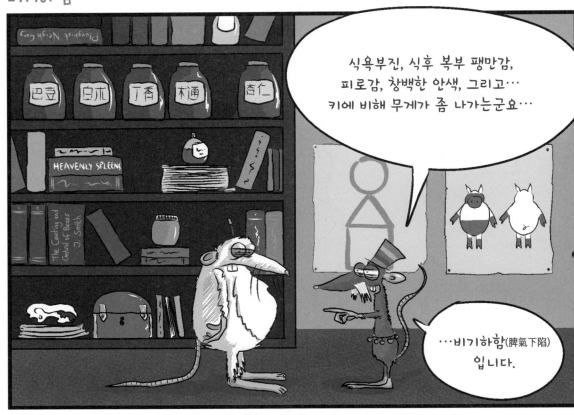

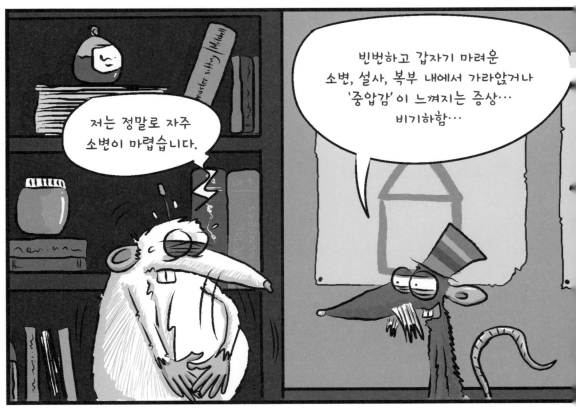

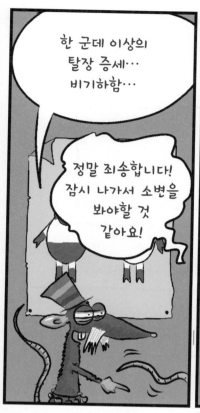

한 군데 이상의 탈장 증세… 비기하함…

정말 죄송합니다! 잠시 나가서 소변을 봐야할 것 같아요!

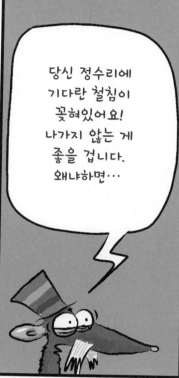

당신 정수리에 기다란 철침이 꽂혀있어요! 나가지 않는 게 좋을 겁니다. 왜냐하면…

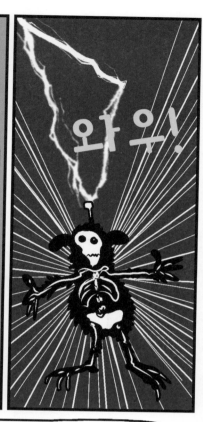

와우!

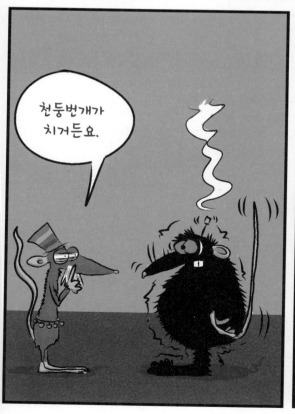

천둥번개가 치거든요.

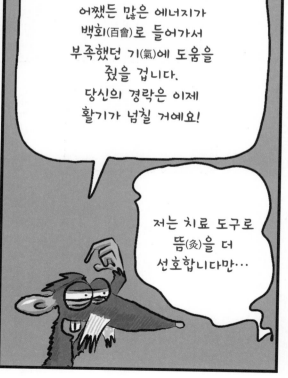

어쨌든 많은 에너지가 백회(百會)로 들어가서 부족했던 기(氣)에 도움을 줬을 겁니다. 당신의 경락은 이제 활기가 넘칠 거예요!

저는 치료 도구로 뜸(灸)을 더 선호합니다만…

비기하함
脾氣下陷

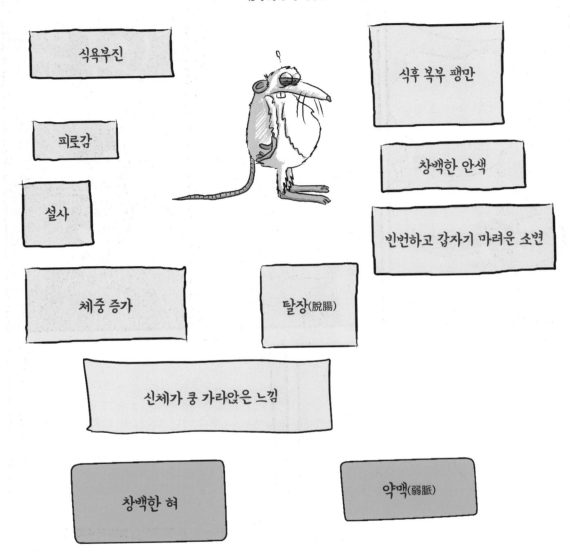

식욕부진

피로감

설사

체중 증가

신체가 쿵 가라앉은 느낌

창백한 혀

식후 복부 팽만

창백한 안색

빈번하고 갑자기 마려운 소변

탈장(脫腸)

약맥(弱脈)

비신기부족

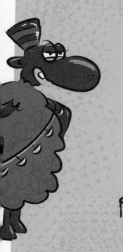

젊은 부부의 신장(腎臟)과 비장(脾臟)에 비슷한 문제가 있어서
치료해준 적이 있었지요. 그 때의 경험을 운율로 살려볼게요.

그 부부는 식욕이 없고 몸이 허약했다네
계속되는 허리 통증을 호소했다네
혀는 창백하고 부어있었다네
오랜 결혼생활에도 아이가 없었다네
비극적이게도 자꾸만 유산되었다네

두 사람의 장 상태는 달랐고
남편은 과민해 설사가 잦았고
아내는 느릿해 변비가 있었고

신장과 비장이 기부족의 원인!
신장과 비장이 문제해결의 열쇠!

바늘의 배에 올라서 기해(氣海)˚를 지나
족삼리(足三里)˚까지 마디마디 혈 자리를 강화시켰지요.
장부가 보충되고 모든 기(氣)가 새로워지질 때까지
백회(百會)를 만들고 신수(腎腧)˚에서 머물렀습니다.

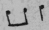

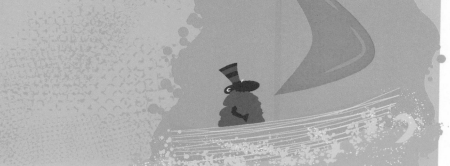

• 기해(氣海): 임맥(任脈)에 속하는 혈 자리다. 배꼽 중심으로부터 한 치(寸) 아래에 있다.

• 족삼리(足三里): 족양명위경(足陽明胃經)에 속하는 혈 자리다.

• 신수(腎腧): 족태양방광경(足太陽膀胱經)에 속하는 혈 자리다.

비신기부족

脾腎氣不足

장기간의 설사 혹은 변비

허약체(虛弱體)

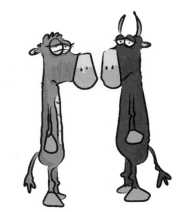

하부 요통

식욕부진

유산

두꺼운 백태(白苔)가 낀
창백하고 부은 혀

일반적으로
매우 약한 침맥(沈脈)

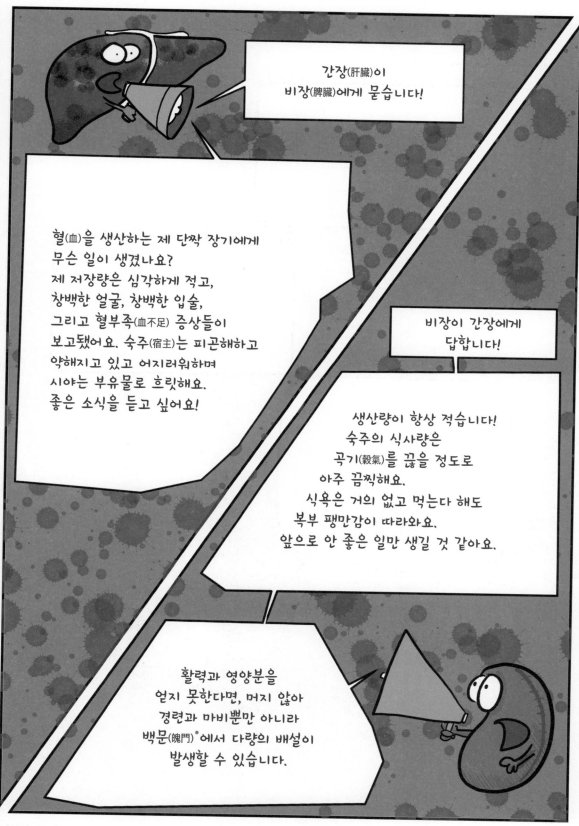

• 항문을 의미한다.

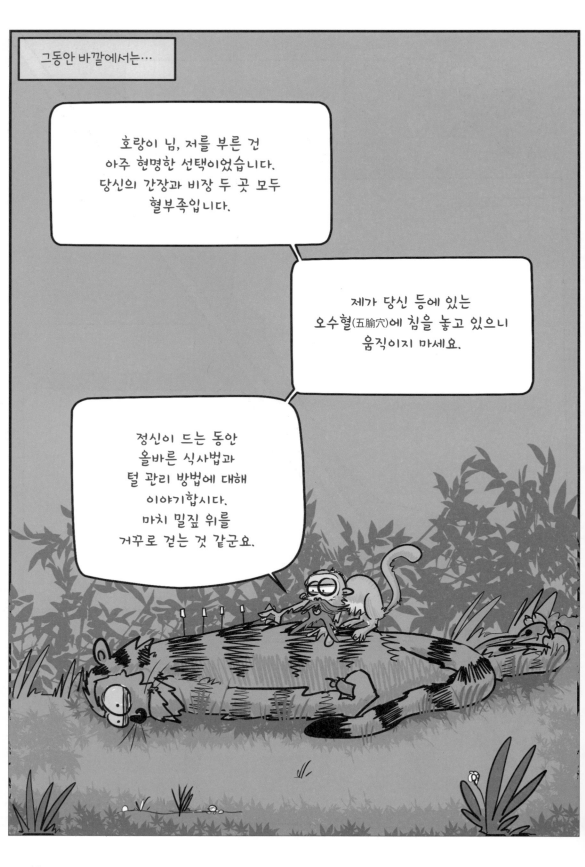

비간혈부족
脾肝血不足

식욕부진

창백한 안색

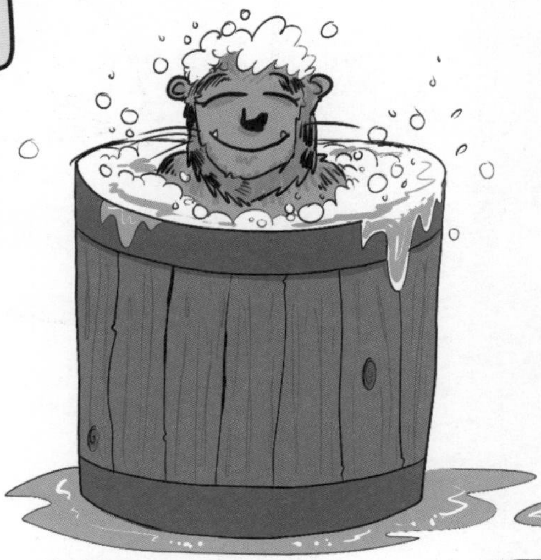

설사

불규칙한
생리 주기

창백한 입술

몸에
쥐가 나는 증상

식후 복부 팽만

불면증

현기증

무감각한 몸

우울한 기분

흐릿한 시야와
부유물들

건조한 모발과
피부

피로함과 나약함

백태(白苔)가 낀
창백한 혀

약하고 뚝뚝 끊어지는 맥

비페기부족

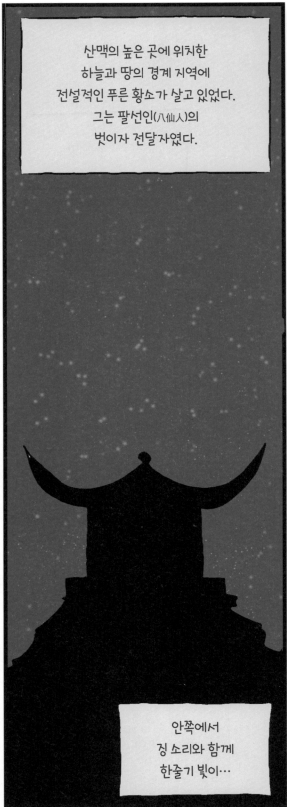

산맥의 높은 곳에 위치한
하늘과 땅의 경계 지역에
전설적인 푸른 황소가 살고 있었다.
그는 팔선인(八仙人)의
벗이자 전달자였다.

안쪽에서
징 소리와 함께
한줄기 빛이…

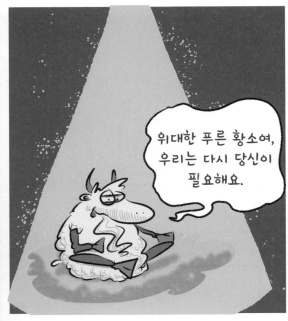

위대한 푸른 황소여,
우리는 다시 당신이
필요해요.

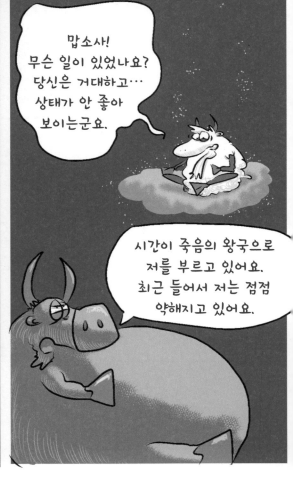

맙소사!
무슨 일이 있었나요?
당신은 거대하고…
상태가 안 좋아
보이는군요.

시간이 죽음의 왕국으로
저를 부르고 있어요.
최근 들어서 저는 점점
약해지고 있어요.

저는 여전히 식욕이 없고 먹기만 하면 위가 부풀어 올라요.

항상 피곤하고 기운도 없어요. 아무 때나 땀을 흘리고 숨 쉬기조차 힘들어요.

… 그리고 감기에 자주 걸려요. 추운 날씨가 너무 싫어요! 기침과 설사가 계속되고 아무도 만나지 않고 있어요. 한 때 기운 넘쳤던 목소리는 약해졌다고요. 정말 비참해요…

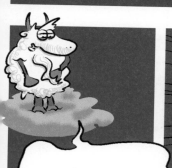

그 신선은 공간을 기(氣)로 가득 채우고

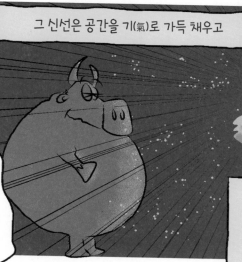

당신은 푸르지만 아직은 덜 '푸른' 상태에 있어요. 당신의 비장(脾臟)과 폐장(肺臟)의 기부족(氣不足)을 바로잡아봅시다.

푸른 황소의 비장과 폐장의 기를 강화하고 자양시켰다.

다음날 아침에 푸른 황소는 그가 머무르는 산이 인삼(人蔘)들로 덮여 있는 기적을 발견하였다.

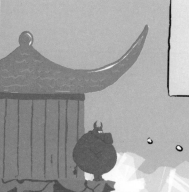

인삼은 폐장과 비장의 기를 강화하지… 아직도 제가 회복하려면 더 많이 도와주셔야 해요!

비폐기부족

脾肺氣不足

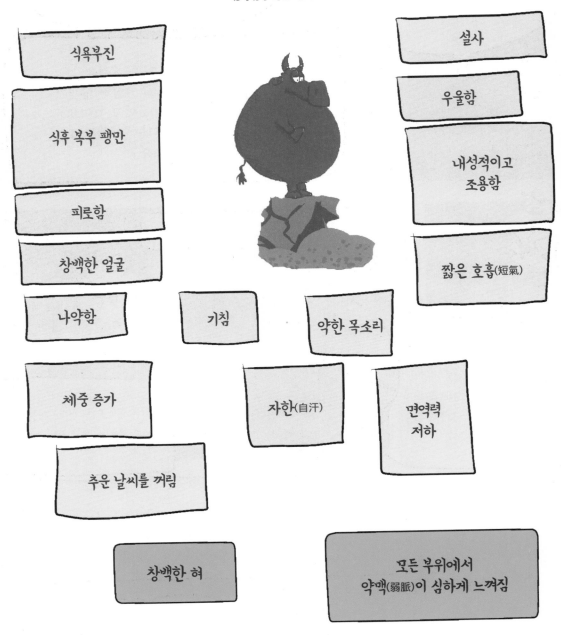

식욕부진

설사

식후 복부 팽만

우울함

피로함

내성적이고
조용함

창백한 얼굴

짧은 호흡(短氣)

나약함

기침

약한 목소리

체중 증가

자한(自汗)

면역력
저하

추운 날씨를 꺼림

창백한 혀

모든 부위에서
약맥(弱脈)이 심하게 느껴짐

비불통혈

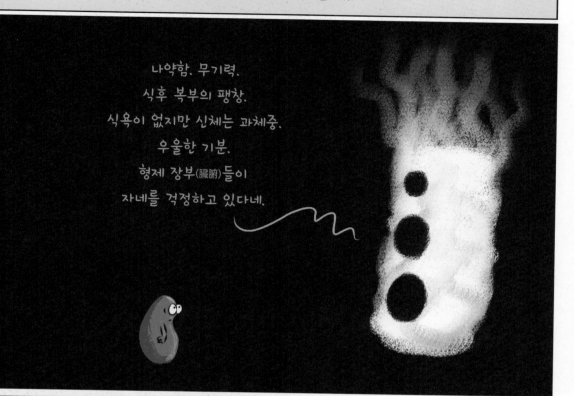

나약함. 무기력.
식후 복부의 팽창.
식욕이 없지만 신체는 과체중.
우울한 기분.
형제 장부(臟腑)들이
자네를 걱정하고 있다네.

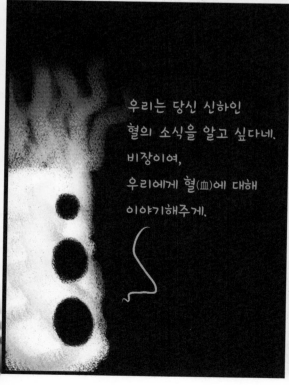

우리는 당신 신하인
혈의 소식을 알고 싶다네.
비장이여,
우리에게 혈(血)에 대해
이야기해주게.

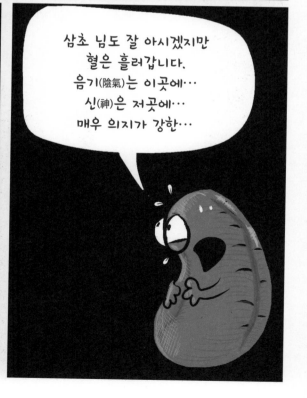

삼초 님도 잘 아시겠지만
혈은 흘러갑니다.
음기(陰氣)는 이곳에…
신(神)은 저곳에…
매우 의지가 강한…

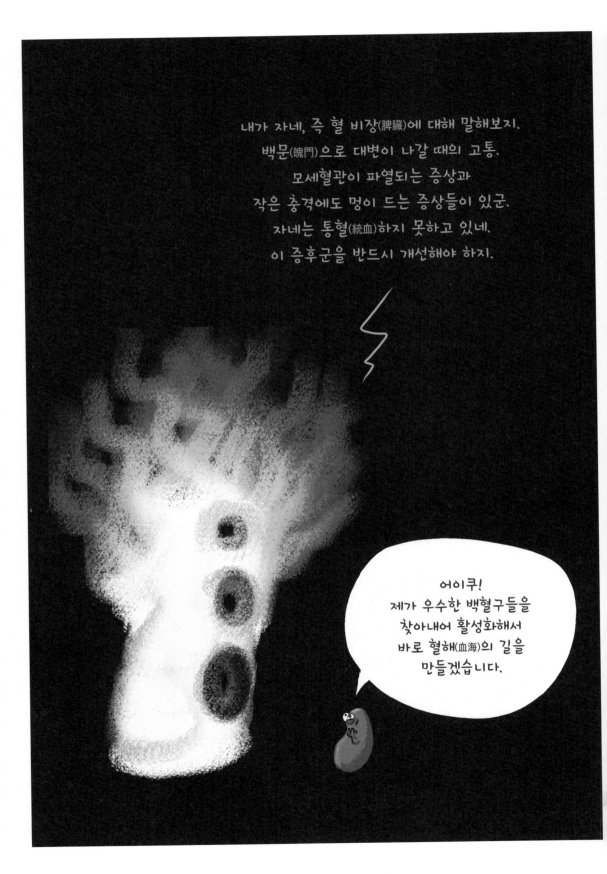

비불통혈
脾不統血

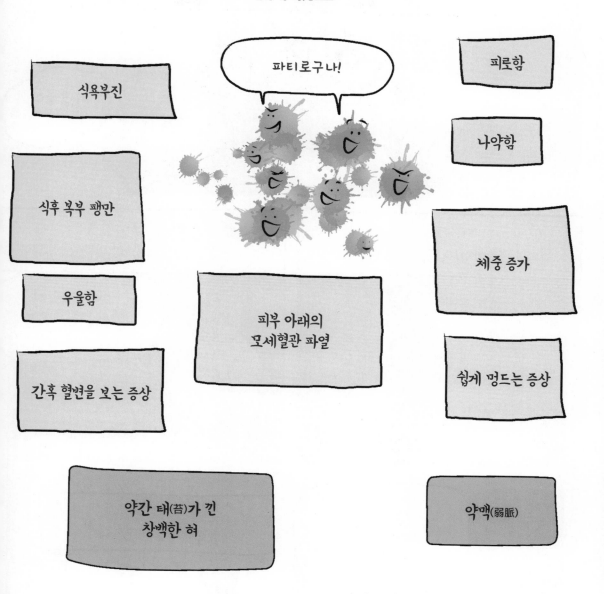

비습열사

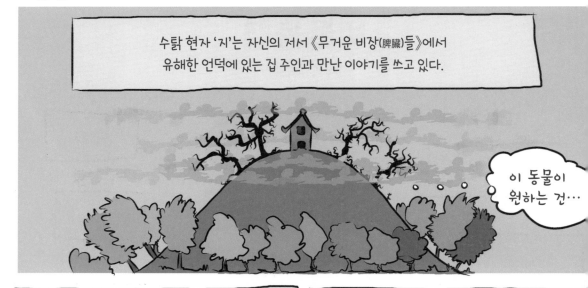

수탉 현자 '지'는 자신의 저서 《무거운 비장(脾臟)들》에서
유해한 언덕에 있는 집 주인과 만난 이야기를 쓰고 있다.

이 동물이
원하는 건…

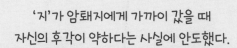

'지'가 암태지에게 가까이 갔을 때
자신의 후각이 약하다는 사실에 안도했다.

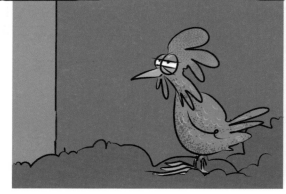

'지'는 집 안에서 과일이 놓인 테이블 앞에
앉아있는 끔찍한 악취를 풍기는 암태지를 만났다.

냄새 때문인지
열이 나서 그런지
식욕이 없어요.

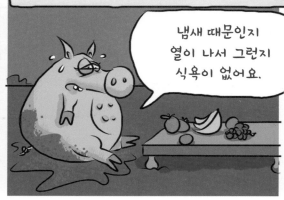

이 상태가
어디에서 비롯된
것인지 궁금하군요.

'지'는 신속히
증후군을
진단했다.

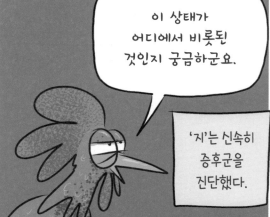

암태지의 비장에
습열사(濕熱邪)가 있었다!

당신이
깨끗하게 씻으면
제가 침을
놓을게요…

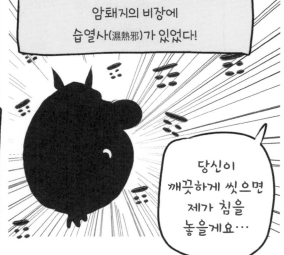

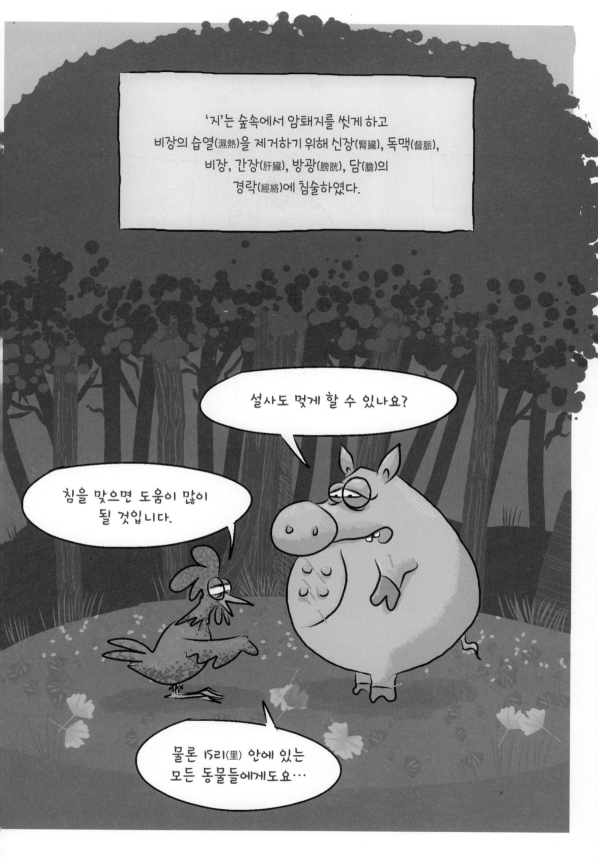

비습열사

脾濕熱邪

설사

매우 불쾌한
대변 냄새

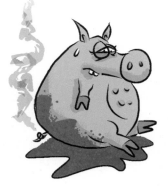

늦은 오후와 저녁에
미열이 점점 심해지는
증상

식욕부진

황태(黃苔)가 두껍게 낀
빨간 혀

모든 부위에서
활삭맥(滑數脈)이 느껴짐

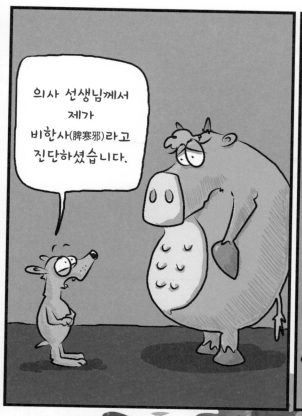

의사 선생님께서 제가 비한사(脾寒邪)라고 진단하셨습니다.

복부에서 예리한 통증과 차가운 감각이 느껴진다면 틀림없이 비한사(脾寒邪)라고 말씀하셨어요.

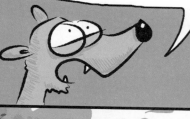

선생님께서 생강, 인삼, 후추 그리고 맥아당을 처방해주셨어요. 위를 따뜻하게 하면 통증이 줄어든다고도 하셨어요.

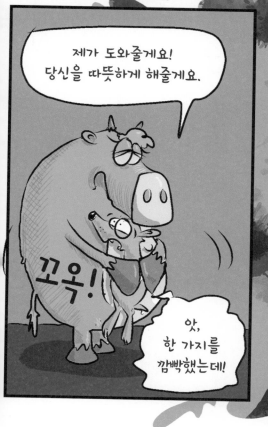

제가 도와줄게요! 당신을 따뜻하게 해줄게요.

꼬옥!

앗, 한 가지를 깜빡했는데!

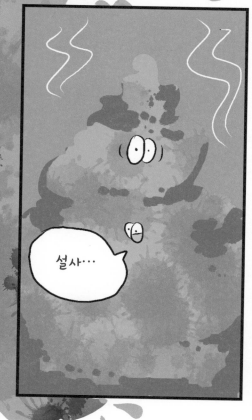

설사…

비한사

脾寒邪

복부의 차가운 감각

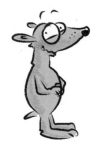

따뜻한 환경에서
완화되는
예리한 통증

설사

'부드러운 백색 석회암'으로
덮여 있는 듯한 하얀 혀

모든 부위에서
긴지맥(緊遲脈)이 느껴짐

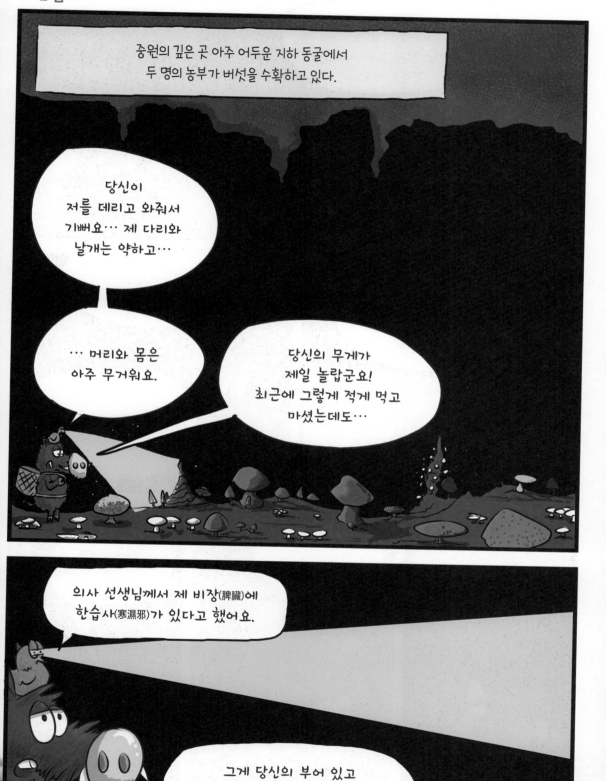

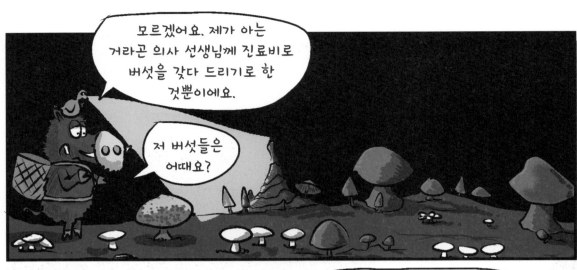

모르겠어요. 제가 아는 거라곤 의사 선생님께 진료비로 버섯을 갖다 드리기로 한 것뿐이에요.

저 버섯들은 어때요?

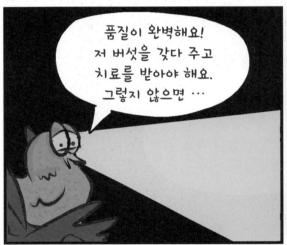

품질이 완벽해요! 저 버섯을 갖다 주고 치료를 받아야 해요. 그렇지 않으면 …

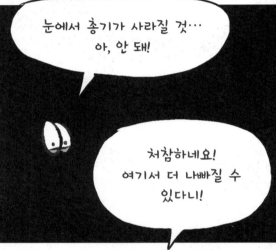

눈에서 총기가 사라질 것… 아, 안 돼!

처참하네요! 여기서 더 나빠질 수 있다니!

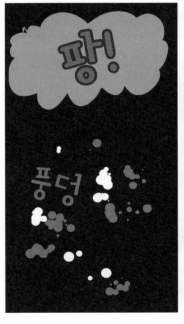

팡!

풍덩

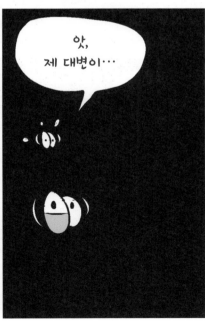

앗, 제 대변이…

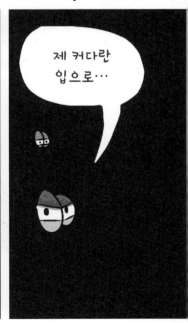

제 커다란 입으로…

비한습사
脾寒濕邪

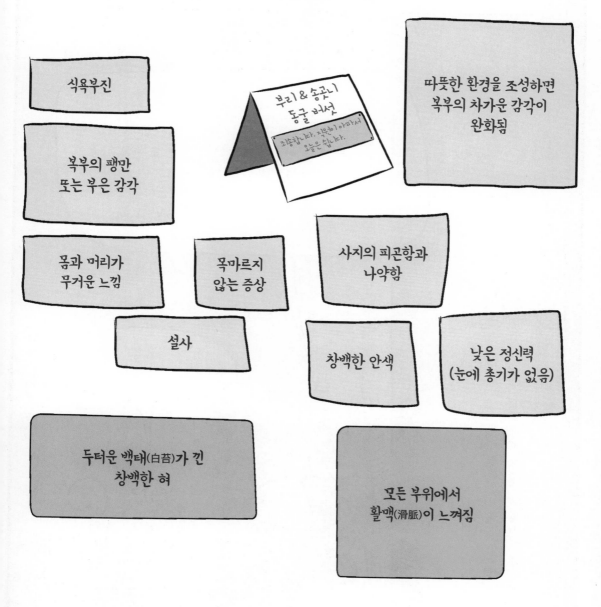

황금 원숭이 의사는 진료실에서 그 지역에서 두 번째로 유명한 학자의 방문을 받았다.

저는 이곳에서 두 번째로 유명한 학자입니다.
저는 제 위상을 높이기 위해 지적인 활동을 하고 있죠.
자, 이제 저에게 질문하세요.
후세를 위해 제 대답을 기록하겠습니다.

요즘
어떻게 지내고 있나요?

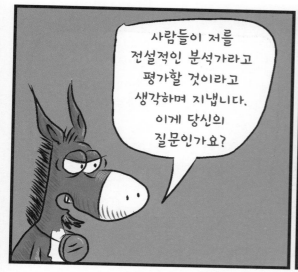

사람들이 저를 전설적인 분석가라고 평가할 것이라고 생각하며 지냅니다. 이게 당신의 질문인가요?

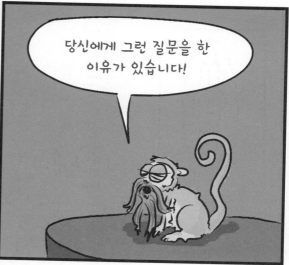

당신에게 그런 질문을 한 이유가 있습니다!

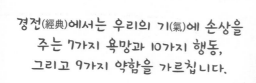

경전(經典)에서는 우리의 기(氣)에 손상을 주는 7가지 욕망과 10가지 행동, 그리고 9가지 약함을 가르칩니다.

아무래도 당신의 과도한 정신 활동과 야망이 위(胃)에 손상을 주고 있는 것 같군요. 다시 질문을 드리죠. 요즘 컨디션이 어때요?

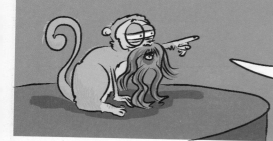

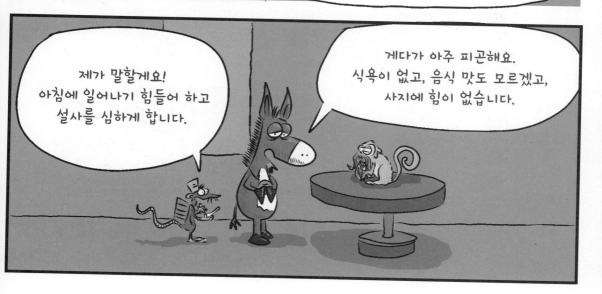

제가 말할게요! 아침에 일어나기 힘들어 하고 설사를 심하게 합니다.

게다가 아주 피곤해요. 식욕이 없고, 음식 맛도 모르겠고, 사지에 힘이 없습니다.

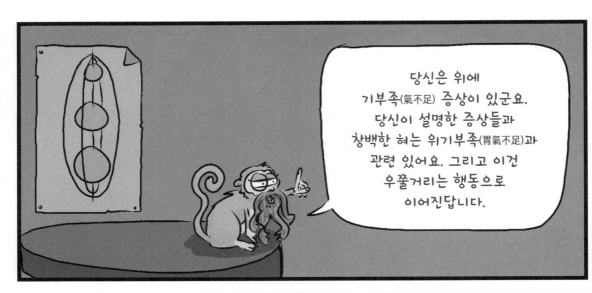

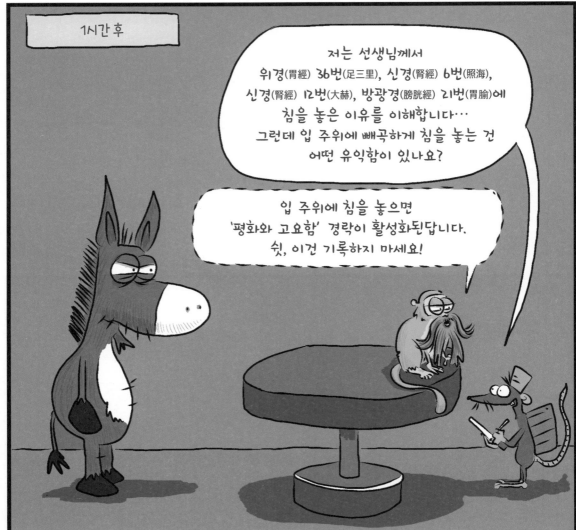

위기부족
胃氣不足

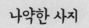 나약한 사지

맛을 느끼지 못하는 증상

상복부의 긴장감

창백한 혀

설사

아침에 일어나기 어려운 증상

식욕부진

비장(脾臟)과 위장(胃臟) 부위의 약맥(弱脈), 때때로 모든 부위에서 약맥이 느껴짐

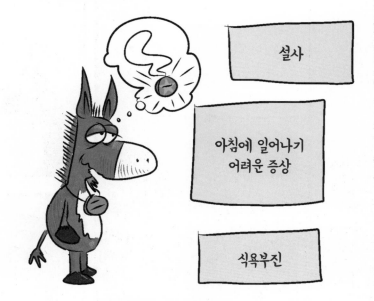

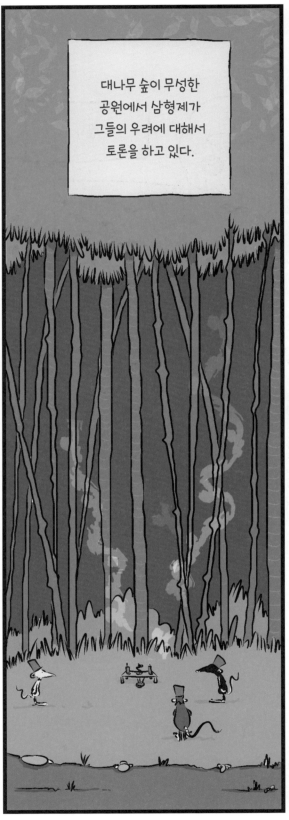

대나무 숲이 무성한
공원에서 삼형제가
그들의 우려에 대해서
토론을 하고 있다.

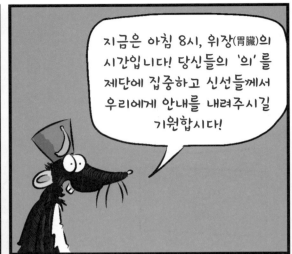

지금은 아침 8시, 위장(胃臟)의
시간입니다! 당신들의 '의'를
제단에 집중하고 신선들께서
우리에게 안내를 내려주시길
기원합시다!

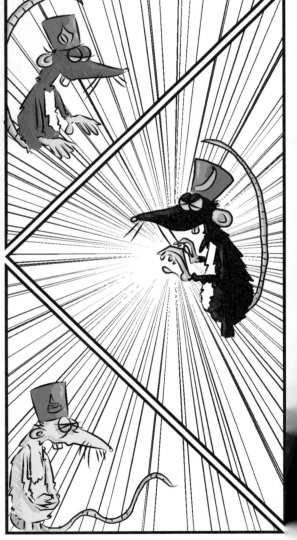

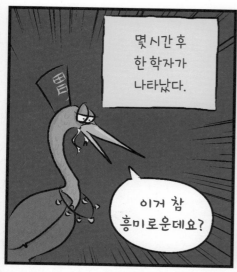

몇 시간 후 한 학자가 나타났다.

이거 참 흥미로운데요?

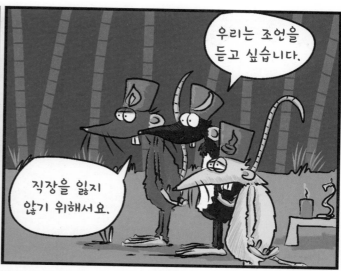

우리는 조언을 듣고 싶습니다.

직장을 잃지 않기 위해서요.

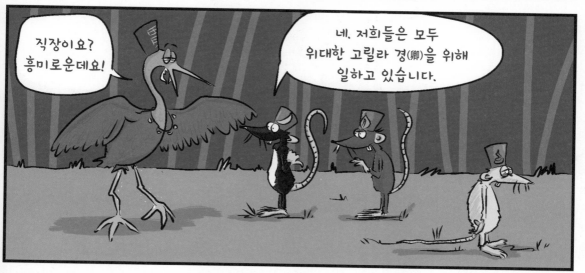

직장이요? 흥미로운데요!

네, 저희들은 모두 위대한 고릴라 경(卿)을 위해 일하고 있습니다.

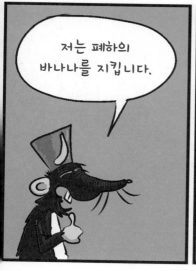

저는 폐하의 바나나를 지킵니다.

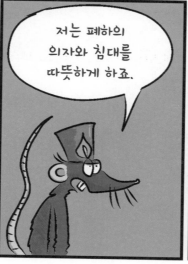

저는 폐하의 의자와 침대를 따뜻하게 하죠.

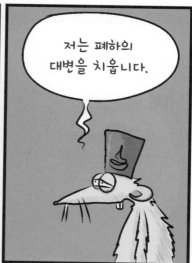

저는 폐하의 대변을 치웁니다.

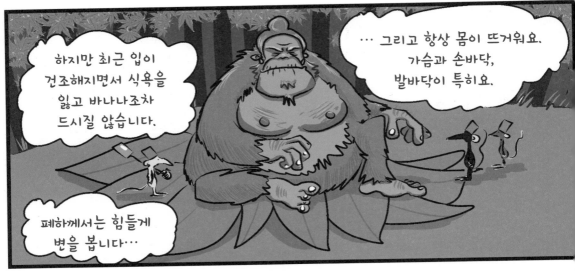

… 그리고 항상 몸이 뜨거워요. 가슴과 손바닥, 발바닥이 특히요.

하지만 최근 입이 건조해지면서 식욕을 잃고 바나나조차 드시질 않습니다.

폐하께서는 힘들게 변을 봅니다…

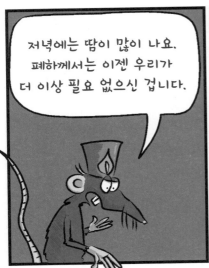

저녁에는 땀이 많이 나요. 폐하께서는 이젠 우리가 더 이상 필요 없으신 겁니다.

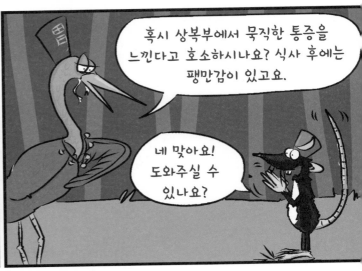

혹시 상복부에서 묵직한 통증을 느낀다고 호소하시나요? 식사 후에는 팽만감이 있고요.

네 맞아요! 도와주실 수 있나요?

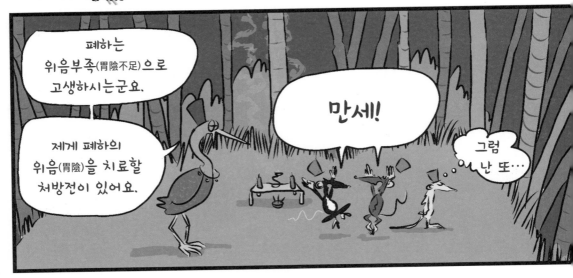

폐하는 위음부족(胃陰不足)으로 고생하시는군요.

제게 폐하의 위음(胃陰)을 치료할 처방전이 있어요.

만세!

그럼 난 또…

위음부족
胃陰不足

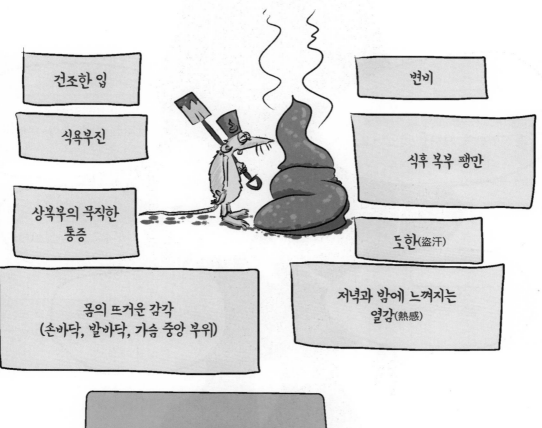

건조한 입

식욕부진

상복부의 묵직한 통증

몸의 뜨거운 감각
(손바닥, 발바닥, 가슴 중앙 부위)

변비

식후 복부 팽만

도한(盜汗)

저녁과 밤에 느껴지는
열감(熱感)

비장(脾臟), 위장(胃臟)
부위의 약삭맥(弱數脈)

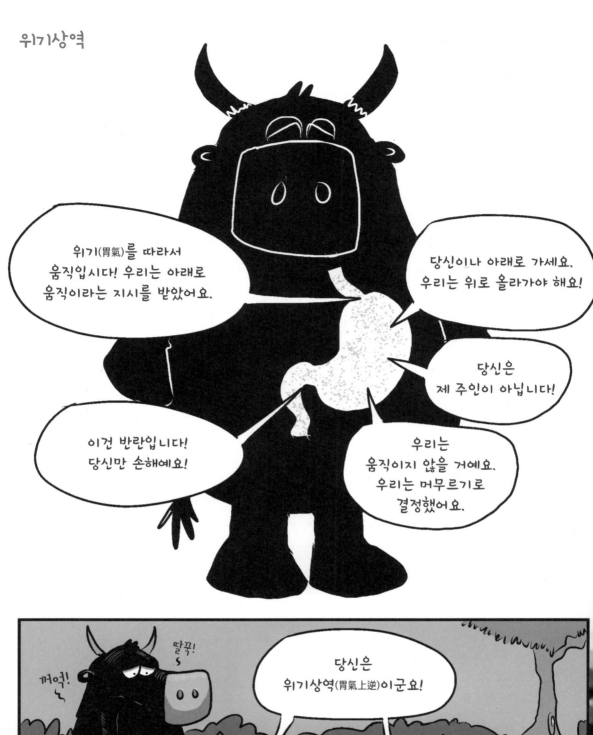

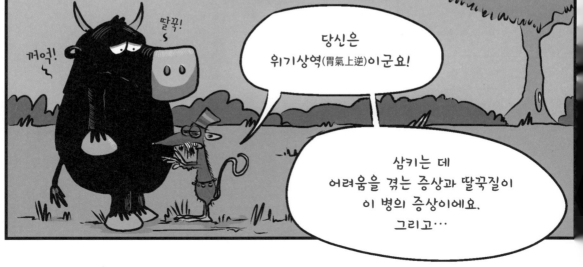

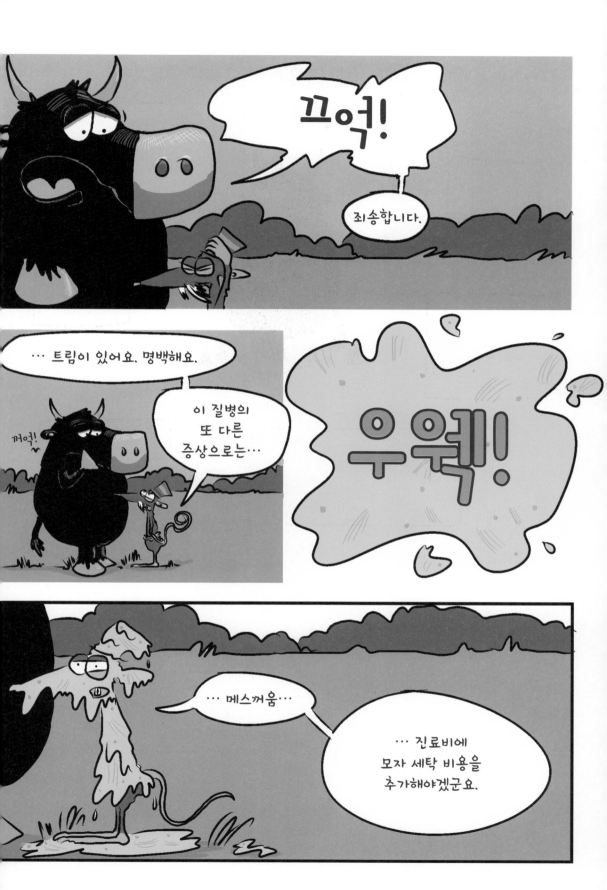

위기상역

胃氣上逆

메스꺼움

꺼억

트림

딸꾹질

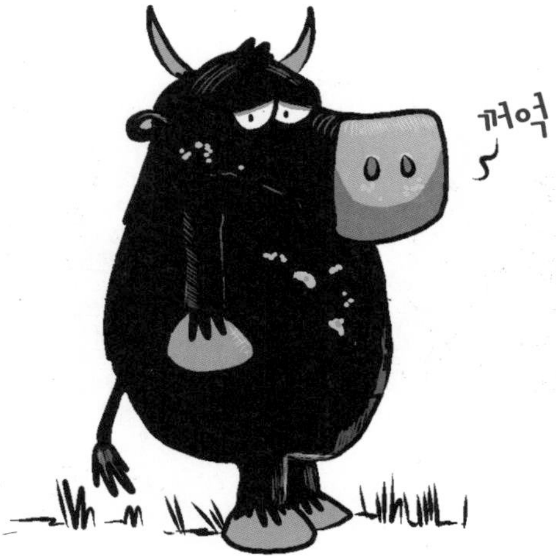

간혹 삼키기
어려운 증상

엷은 백태(白苔)가 낀
창백한 혀

위장(胃臟)과
비장(脾臟) 부위의
긴맥(緊脈)

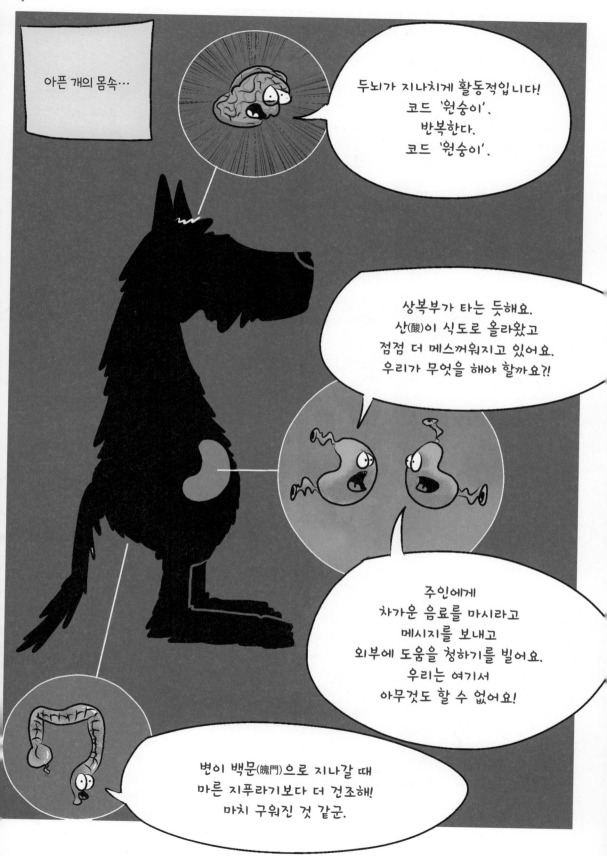

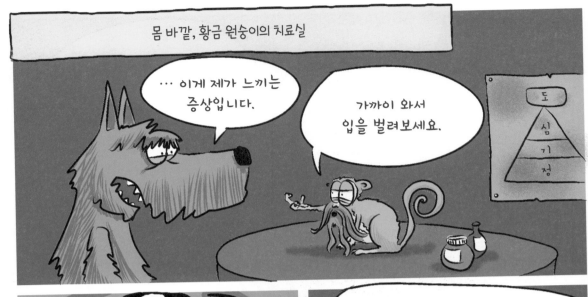

몸 바깥, 황금 원숭이의 치료실

… 이게 제가 느끼는
증상입니다.

가까이 와서
입을 벌려보세요.

도
심
기
정

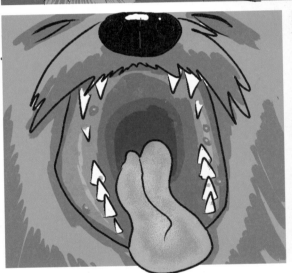

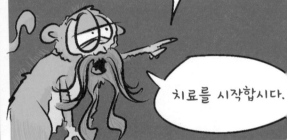

잇몸에서 피가 나고,
구강염과 구취가 있군요.
당신의 위에 화(火)가 과다하게 많아요.

치료를 시작합시다.

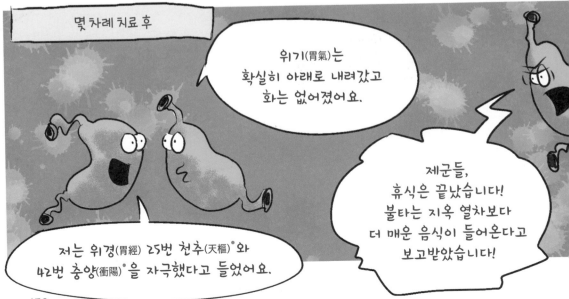

몇 차례 치료 후

위기(胃氣)는
확실히 아래로 내려갔고
화는 없어졌어요.

제군들,
휴식은 끝났습니다!
불타는 지옥 열차보다
더 매운 음식이 들어온다고
보고받았습니다!

저는 위경(胃經) 25번 천추(天樞)˚와
42번 충양(衝陽)˚을 자극했다고 들었어요.

위화

胃火

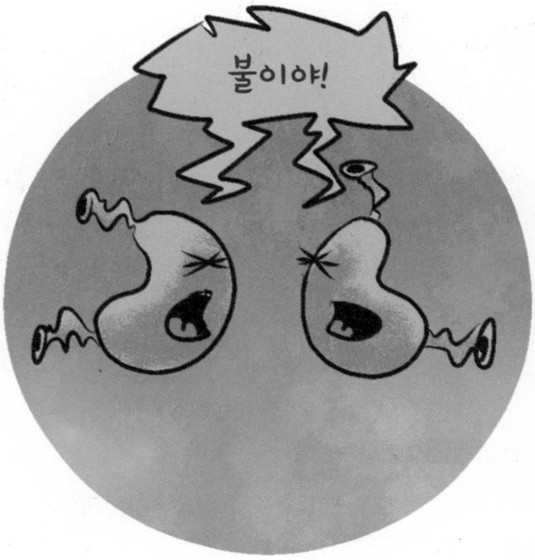

건조한 변

구취

위산 역류

메스꺼움

불이야!

잇몸 출혈

지나치게 활동적인 두뇌

상복부의 타는 듯한 통증

몸의 열감(熱感)

구강염

심한 갈증 (항상 찬 음료가 필요함)

두꺼운 황태(黃苔)가 낀 빨간 혀

특히 위장(胃臟)과 비장(脾臟) 부위의 삭맥(數脈)

• 천추(天樞): 배꼽 옆으로 2치(寸)인 곳에 위치한 혈 자리이다.
• 충양(衝陽): 발등 위에 도드라진 혈 자리이다.

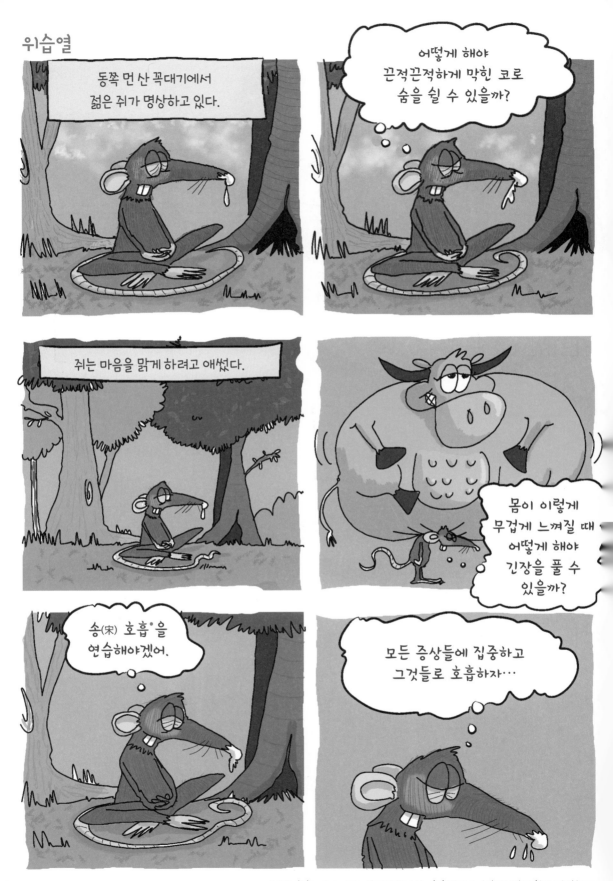

• 송(宋) 호흡: 저자 다모 미첼이 강조하는 호흡법이다. 하늘과 땅의 힘과 연결하여
몸과 마음을 편안하게 하는 데 도움이 된다.

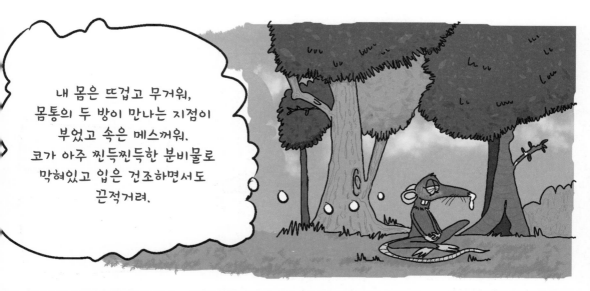

내 몸은 뜨겁고 무거워,
몸통의 두 방이 만나는 지점이
부었고 속은 메스꺼워.
코가 아주 찐득찐득한 분비물로
막혀있고 입은 건조하면서도
끈적거려.

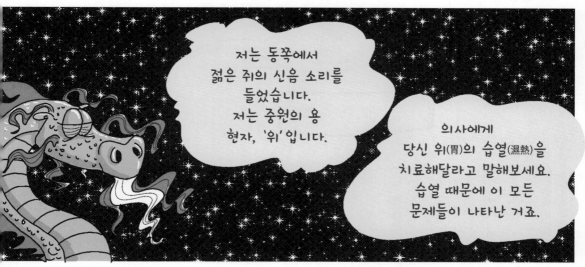

저는 동쪽에서
젊은 쥐의 신음 소리를
들었습니다.
저는 중원의 용
현자, '위'입니다.

의사에게
당신 위(胃)의 습열(濕熱)을
치료해달라고 말해보세요.
습열 때문에 이 모든
문제들이 나타난 거죠.

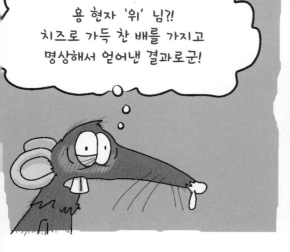

용 현자 '위' 님?!
치즈로 가득 찬 배를 가지고
명상해서 얻어낸 결과로군!

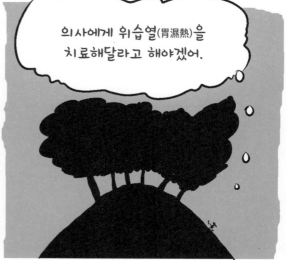

의사에게 위습열(胃濕熱)을
치료해달라고 해야겠어.

위습열

胃濕熱

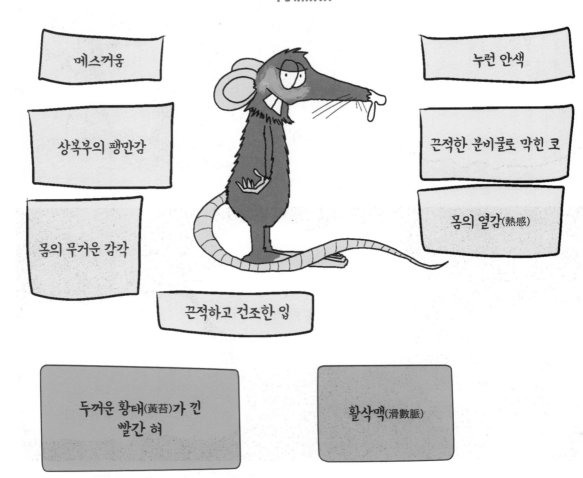

메스꺼움

누런 안색

상복부의 팽만감

끈적한 분비물로 막힌 코

몸의 무거운 감각

몸의 열감(熱感)

끈적하고 건조한 입

두꺼운 황태(黃苔)가 낀
빨간 혀

활삭맥(滑數脈)

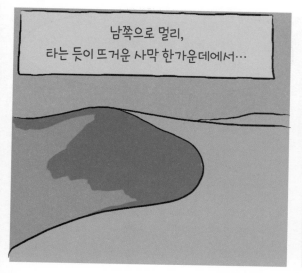

남쪽으로 멀리,
타는 듯이 뜨거운 사막 한가운데에서…

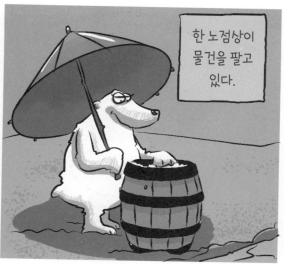

한 노점상이
물건을 팔고
있다.

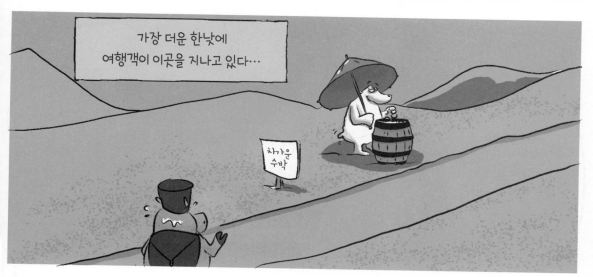

가장 더운 한낮에
여행객이 이곳을 지나고 있다…

차가운
수박

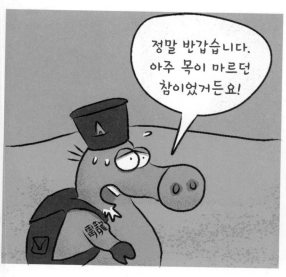

정말 반갑습니다.
아주 목이 마르던
참이었거든요!

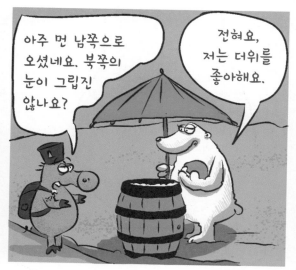

아주 먼 남쪽으로
오셨네요. 북쪽의
눈이 그립진
않나요?

전혀요,
저는 더위를
좋아해요.

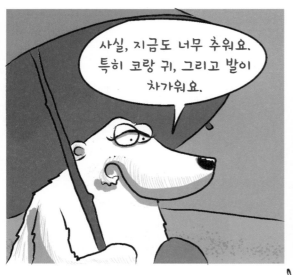

사실, 지금도 너무 추워요. 특히 코랑 귀, 그리고 발이 차가워요.

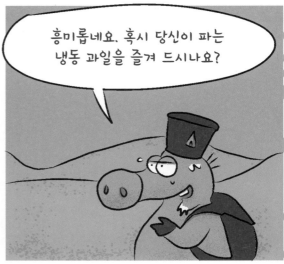

흥미롭네요. 혹시 당신이 파는 냉동 과일을 즐겨 드시나요?

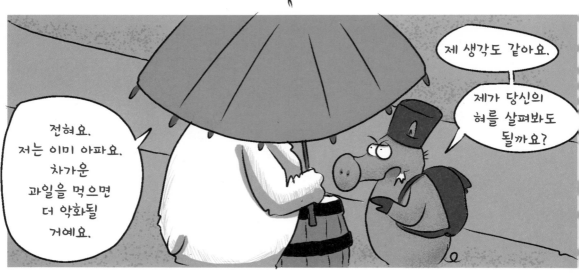

전혀요. 저는 이미 아파요. 차가운 과일을 먹으면 더 악화될 거예요.

제 생각도 같아요.

제가 당신의 혀를 살펴봐도 될까요?

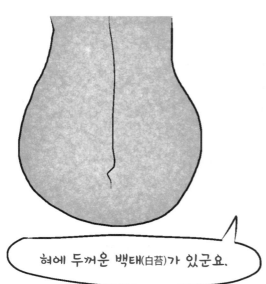

혀에 두꺼운 백태(白苔)가 있군요.

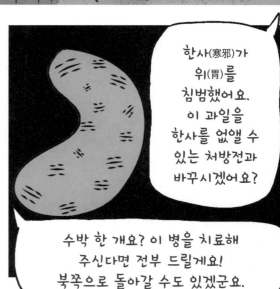

한사(寒邪)가 위(胃)를 침범했어요. 이 과일을 한사를 없앨 수 있는 처방전과 바꾸시겠어요?

수박 한 개요? 이 병을 치료해 주신다면 전부 드릴게요! 북쪽으로 돌아갈 수도 있겠군요.

위한사

胃寒邪

몸이 차가운 증상

메스꺼움

찬 곳을 싫어함

찬 음식을 싫어함
(종종 증상이 악화됨)

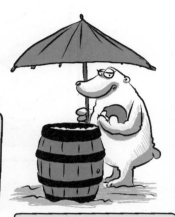

차가운 사지

상복부의 찌르는 듯한
통증

두꺼운 백태(白苔)가 낀
창백한 혀

긴지맥(緊遲脈)

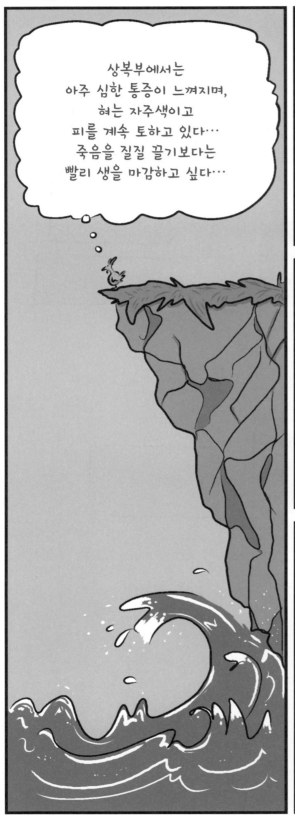

상복부에서는
아주 심한 통증이 느껴지며,
혀는 자주색이고
피를 계속 토하고 있다···
죽음을 질질 끌기보다는
빨리 생을 마감하고 싶다···

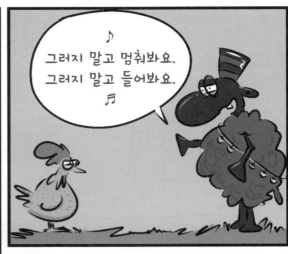

♪
그러지 말고 멈춰봐요,
그러지 말고 들어봐요.
♬

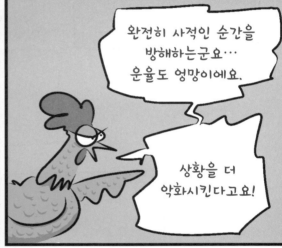

완전히 사적인 순간을
방해하는군요···
운율도 엉망이에요.

상황을 더
악화시킨다고요!

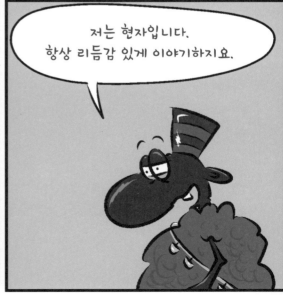

저는 현자입니다.
항상 리듬감 있게 이야기하지요.

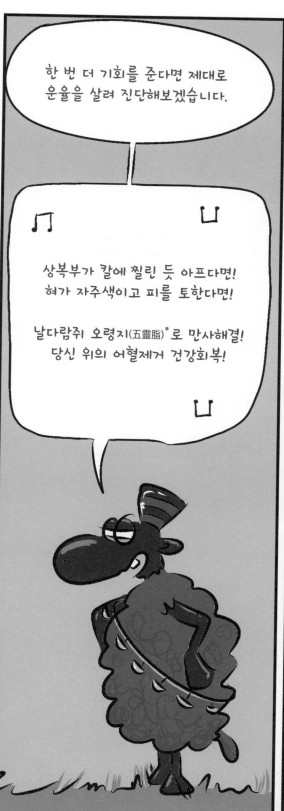

한 번 더 기회를 준다면 제대로 운율을 살려 진단해보겠습니다.

♪ ∪

상복부가 칼에 찔린 듯 아프다면! 혀가 자주색이고 피를 토한다면!

날다람쥐 오령지(五靈脂)*로 만사해결! 당신 위의 어혈제거 건강회복!

∪

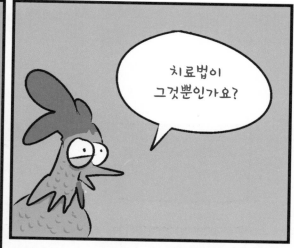

치료법이 그것뿐인가요?

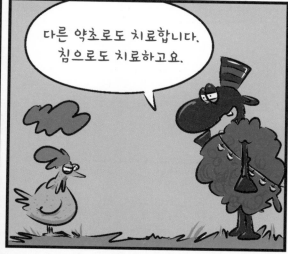

다른 약초로도 치료합니다. 침으로도 치료하고요.

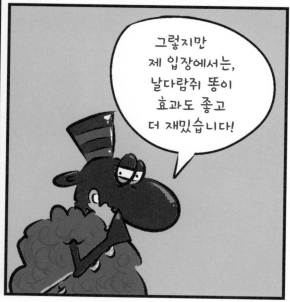

그렇지만 제 입장에서는, 날다람쥐 똥이 효과도 좋고 더 재밌습니다!

• 오령지(五靈脂): 날다람쥐의 똥을 말린 것으로, 혈액순환을 촉진하고 어혈을 없애고 통증을 멎게 한다.

위어혈
胃瘀血

상복부의 찌르는 듯한
통증

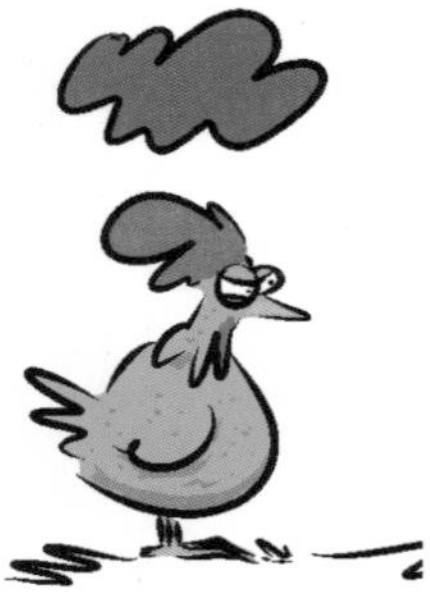

토할 것 같은 증상

누르면 더 악화되는
몸의 통증

심한 경우,
피를 토하는 증상

어두운 빨간 혀 또는
자주색 혀

현맥(弦脈) 또는
긴맥(緊脈)

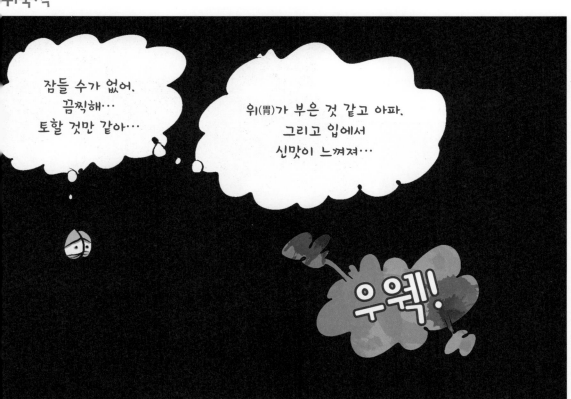

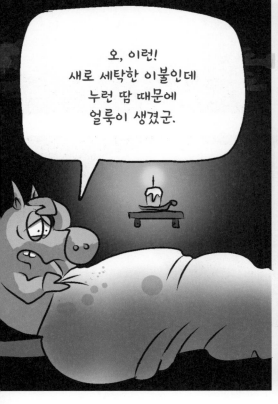

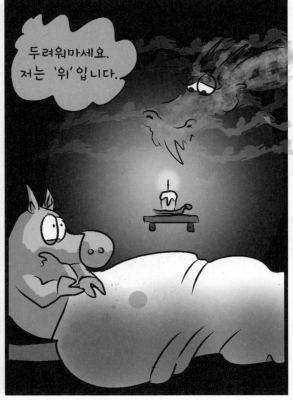

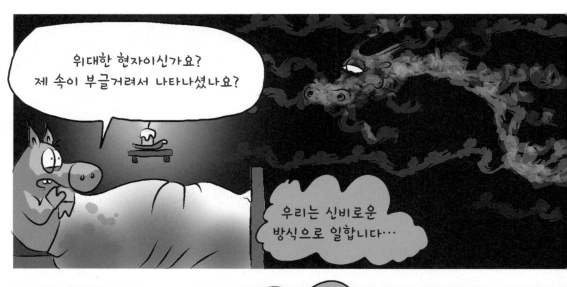

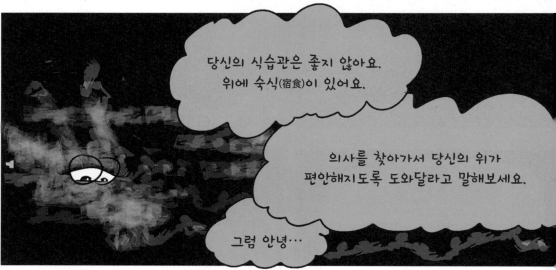

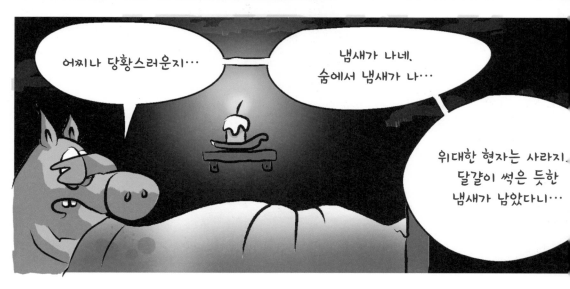

위숙식
胃宿食

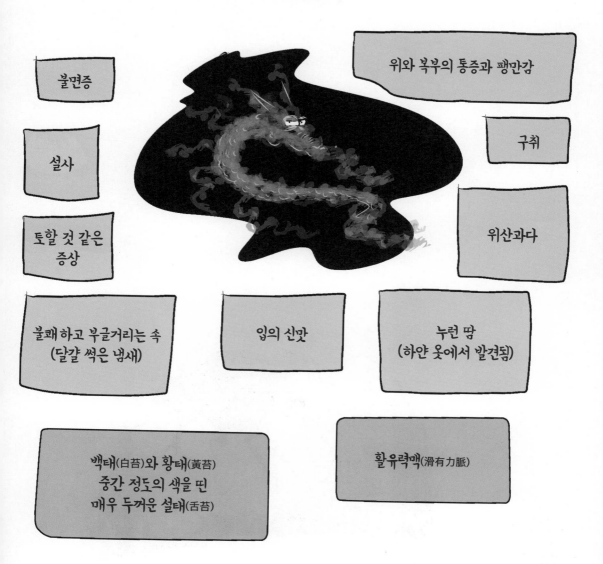

불면증

위와 복부의 통증과 팽만감

설사

구취

토할 것 같은 증상

위산과다

불쾌하고 부글거리는 속
(달걀 썩은 냄새)

입의 신맛

누런 땀
(하얀 옷에서 발견됨)

백태(白苔)와 황태(黃苔)
중간 정도의 색을 띤
매우 두꺼운 설태(舌苔)

활유력맥(滑有力脈)

가을 건조
폐장肺臟과 대장大腸 증후군

가을이 시작될 무렵, 황금 원숭이는 한의학에 꽤 능통해지기 시작했다. 스승 마스터 보의 가르침 덕분에 황금 원숭이는 전통적인 방법을 완전히 갖춘 한의사가 될 준비를 마쳤다. 봄과 여름 동안 수업이 진행되었던 정글 위에 자리한 동굴에서 마지막 수업이 이루어졌다. 동굴의 공기는 건조했지만 동굴 입구를 통해 하얀 별빛이 반짝이고 있었다.

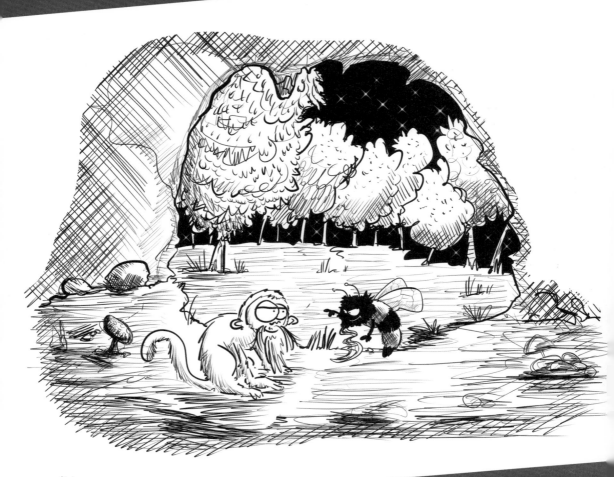

황금 원숭이: 위대한 스승님, 폐장(肺臟)에 대해 제게 말씀해주세요. 건강과 관련된 폐장의 기능과 역할은 무엇입니까?

마스터 보: 털북숭이 제자여, 폐장은 몸을 건강하게 하는 데 아주 중요한 역할을 한다네. 흉강의 공간 경계 내에 심장(心臟)과 폐장이 있으며 폐장은 심장과 일치된 방식으로 일을 하지. 심장은 군주지관(君主之官)이지만 폐장은 상부지관(相傅之官)이라네. 심장은 혈(血)을 다스리지만, 폐장은 기(氣)를 다스리고 있지. 폐장은 호흡하여 우리의 주변으로부터 기를 흡수하여 우리에게 삶의 숨결을 준다네. 호흡의 율동적인 움직임을 통해 폐장은 몸에서 많은 생리학적 기능을 조절하는데, 이 기능들에는 기 자체의 움직임과 특성이 필요하지.

황금 원숭이: 그럼 폐장은 기의 기능들과 연결된 건가요? 좀 더 이야기해주세요. 기에 통달하게 된다면 원숭이가 영원히 살 수 있게 된다고 들은 적이 있어요. 저는 꼭 기를 이해하고 싶어요.

마스터 보: 냄새나는 작은 친구여, 자네는 지금 기공술(氣功術)을 말하고 있군. 그래, 기공(氣功) 달인들이 위대한 업적을 이루기 위해 기를 이용하는 방법을 배우는 것은 사실이야. 그들은 오랫동안 기의 중요성에 대해 연구하였고 깊고 규칙적인 호흡운동에 대해 이해하게 되었다네. 무엇보다도 그들은 건강한 폐장의 자연적인 작용에 관심을 가지려고 했지. 자네도 알겠지만 비장(脾臟)으로부터 위로 보내진 곡기(穀氣)와 대기(大氣)가 결합하여 몸의 나머지 부분에서 기가 만들어진다네. 신장의 원기(元氣)를 조금 더하면 종기(宗氣), 즉 폐장과 가슴에 머무르는 기를 얻을 수 있지. 폐장에서 만들어진 이 특별한 기는 차례차례로 폐장을 자양(滋養)하고, 마찬가지로 형성된 기

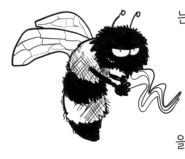

는 몸의 나머지 부분에 흐르며 경락(經絡) 체계를 통하고 우리의 모든 조직과 기관에서 흐른다네. 이게 고대 도사(道士)들이 비밀리에 연습했던 이유지.

자네가 벌써 10살, 중년이라니! 빨리 수련을 시작하는 편이 좋을 것 같군.

황금 원숭이: 제가 빨리 시작하는 게 낫다고요? 스승님께서는 꿀벌입니다. 겨우 1년만 사실 수 있다고요!

마스터 보: 그래, 그래서 수업을 빨리 끝마쳐야 하지. 벌써 가을이 왔고 여전히 배워야 할 것들로 가득하네. 자네에게 폐장과 폐장의 놀라운 기능에 대해 소개해주지. 우리가 지금까지 논의했던 것보다 기(氣)와 혈(血)의 관계는 더 깊다네. 자네도 잘 알겠지만 폐장의 기는 경락 안에서 순환할 뿐만 아니라 모든 혈관 내에서도 흐르고, 이건 기가 혈과 같이 흐른다는 의미지. 사실 기가 심장의 작용과 함께 혈을 움직이게 하네. 만약 어떤 이유에서든 기가 약해지면 혈이 우리의 사지(四肢)에 도달할 수 없게 되고 기가 약한 젊은 원숭이는 손발이 차가워지게 되지. 게다가 일반적으로 만성적인 피로감과 창백한 얼굴이 나타난다네. 이러한 증상들은 폐장의 기능에서 비롯되는 경우가 많지.

황금 원숭이: 기 이외에 다른 요인은 없나요? 저는 주변이 건조할 때 목구멍과 가슴이 약간 조이는 느낌이 듭니다. 이건 폐장과 어떻게 관련된 거죠?

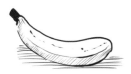

마스터 보: 자네의 관찰력이 아주 대단하군. 자네 말이 옳다네. 폐장은 몸을 통과하는 진액(津液)의 순환과 밀접하게 연관되어 있지. 이 작용은 폐장의 능력 '선발(宣發)*'과 숙강(肅降)*'의 한 부분이라네. 비장은 진액을 위로 올려 폐장으로 보내서 옅은 안개를 만들어내지. 이 안개는 몸의 나머지 부분에 뿌려지게 되고 모든 것들이 건강하고 촉촉한 상태를 유지하도록 해준다네. 많은 양의 진액이 위쪽 몸의 기와 함께 방광(膀胱)과 신장(腎臟)을 향해 아래로 도달하고, 진액은 몸 안에서 계속 순환된다네. 마치 물이 순환하는 것과 같지. 이 과정에서 폐장은 마치 정글 속 나무들의 덮개처럼 보이는데, 임맥(任脈)의 혈 자리인 화개(華蓋)를 의미한다네. 만약 폐장이 손상되거나 조사(燥邪)*'에 침범당하면 이 일반적인 순환이 약해지게 되지. 순환이 약해지면 피부가 폐장의 지배를 받기 때문에 피부 질환이 나타날 수 있다네. 또한 폐장은 원숭이의 털을 건강하게 하고 폐장에서 나온 진액은 피부를 부드럽고 건강하게 유지시키지.

황금 원숭이: 정신적 측면에서는 어떻습니까? 폐장과 어떻게 연관됩니까?

마스터 보: 폐장은 백(魄)의 집이라네. 의학 이론에서 우리는 하나의 백만 이야기하지만 고대 도가(道家)에서는 구개의 백이 있었다네. 그들은 '시체 개(Corpse Dog), 시체 납치(Kidnapping Corpse), 어두운 새(Dark Bird), 욕심 많은 강도(Greedy Robber), 파리약(Flying Poison), 그리고 썩은 폐(Rotten Lung)'라는 발랄한 이름을 지닌 다소 애절한 정신이었지.

황금 원숭이: 이렇게 불쌍한 이름들이 있다니요! 제 폐장에 이렇게 끔찍한 생명체가 일곱이나 있다는 것입니까? 악몽을 꿀 것만 같아요.

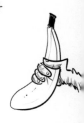

• 선발(宣發): 기(氣)나 진액을 펴서 잘 보내지도록 하는 것을 의미한다.
• 숙강(肅降): 폐 기능을 깨끗하게 하고 하강시키는 일이다.
• 조사(燥邪): 여섯 가지 병을 일으키는 것 중 하나로 가을철 건조한 기후로 인해 나타난다.

마스터 보: 그들이 자네 몸속에서 살고 있지는 않으니 걱정 말게. 그것은 우리가 더 이상 사용하지 않는 그저 이해를 위한 도구일 뿐이라네. 고대의 도가들은 수련할 때 매우 창조적이었거나 아니면 주체하기 어려울 정도로 많은 시간을 소비했지. 중요한 것은 백(魄)이 우리 정신의 한 부분이며 외부 세계에 실재하는 감각을 느끼게 해준다는 사실이네. 만약 백이 무슨 이유에서든지 약해지면 사람은 감정적으로 문제가 생긴다네. 백은 또한 의식의 양상이며 우리에게 비탄과 상실감을 경험하는 것을 가능하게 하지. 만약 백이 건강하다면 우리는 비탄과 상실감을 건전한 방법으로 처리할 수 있다네. 하지만 폐장이 부조화 상태에 있다면 슬픔을 지속적으로 겪을 수도 있지.

황금 원숭이: 스승님께서 저에게 외사(外邪)를 가르치려고 했고, 저는 마지막 바나나를 잃어버려서 너무 화가 나 있었던 그때처럼요?

마스터 보: 이런… 일반적으로 백은 트라우마°에 영향을 받는다네.

황금 원숭이: 외상이군요! 제가 얼마나 울었는지 기억하시나요? 그 때 너무 화가 나서 호흡이 거칠어지고 목소리는 약해졌지요. 땀이 흘러내렸고 얼굴은 창백해졌었습니다. 매우 슬펐지요. 저는 제가 회복되리라고 생각지도 못했습니다. 사실 지금도 너무 슬퍼서 스승님의 이야기를 더 이상 듣지 못하겠습니다. 아무래도 여기서 오늘 수업을 끝내는 게 어떨까요?

마스터 보: 이 이상한 창조물 같으니라고. 나는 자네의 백의 상태를 무시하고 계속 수업을 진행할 거라네. 이건 아주 중요하지. 폐장의 짝 장기(臟器)는 대장(大腸)이라

° 트라우마: 강력한 정신적 충격으로 발생하는 정신 건강질환이다.

네. 대장의 주된 역할은 소화된 노폐물을 체외로 배출하는 것이지. 그리고 정신적으로 대장은 우리가 경험한 트라우마를 처리하고 풀어낼 수 있도록 도와준다네.

황금 원숭이 : 제가 겪은 바나나 트라우마 같은 건가요? 지금은 괜찮지만요.

마스터 보: 그래, 자네는 대장의 역할 덕분에 기분이 나아졌네. 폐장은 백의 집으로서, 잃어버린 바나나에 대한 상실감을 느끼게 해준다네. 상실감으로 인해 트라우마가 생겼지만 대장에 의해 없어지지. 그런 재앙을 잊고 건강한 원숭이가 되도록 하게나.

황금 원숭이: 그러면 폐장과 관련된 질환은 무엇입니까? 우리가 아플 때 어떤 일이 일어나는지 저에게 설명해주시겠어요?

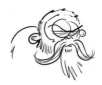

마스터 보: 폐장의 건강에 영향을 주는 많은 상태들이 있다네. 그들 중 몇 개는 폐기부족(肺氣不足), 담(痰)을 만드는 폐기부족(肺氣不足), 폐음부족(肺陰不足), 폐양부족(肺陽不足), 폐기정체(肺氣停滯), 폐기하함(肺氣下陷), 폐열(肺熱), 폐조(肺燥), 폐풍한사(肺風寒邪), 폐풍조사(肺風燥邪), 폐풍열사(肺風熱邪), 폐풍습사(肺風濕邪), 폐풍한(肺風寒), 폐담열(肺痰熱), 폐한담(肺寒痰), 폐조담(肺燥痰), 그리고 폐습담(肺濕痰)이라네. 게다가 대장한(大腸寒), 대장열(大腸熱), 대장조(大腸燥), 대장한사(大腸寒邪), 그리고 대장습열(大腸濕熱)도 있지.

어디에 있나요?

눈으로 덮인 관 안에 있어요. 간간히 들어오는 천장빛 때문에 눈에서 빛이 나요.

혼자인가요?

네, 그래서 기쁘답니다.

당신이 어떻게 보여요?

저는 눈으로 만들어졌고, 창백하고 차가워요…

저는 차가워지는 게 싫어요.

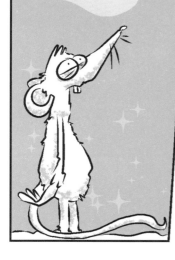

어떤 느낌이 들어요?

피곤해요.

저는 감기도 걸렸어요. 그리고 약하지만 계속 기침하고 있어요.

당신의 호흡이 왜 그렇게 약한지 설명할 수 있을까요?

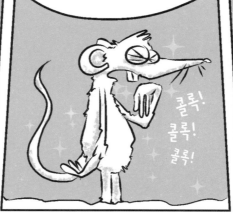

저는 다시 땀을 흘리기 시작했어요…

… 혹시 제가 녹고 있나요?

바깥인 이곳에서 당신은 땀을 흘리고 있어요.

실재적으로 당신은 그것을 녹는 걸로 받아들이네요.

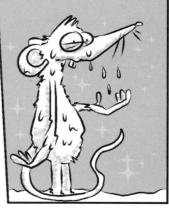

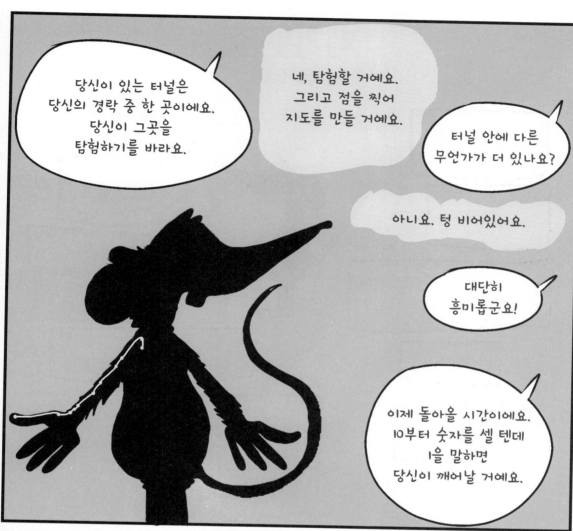

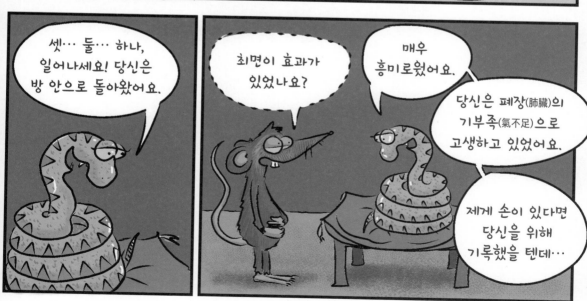

폐기부족
肺氣不足

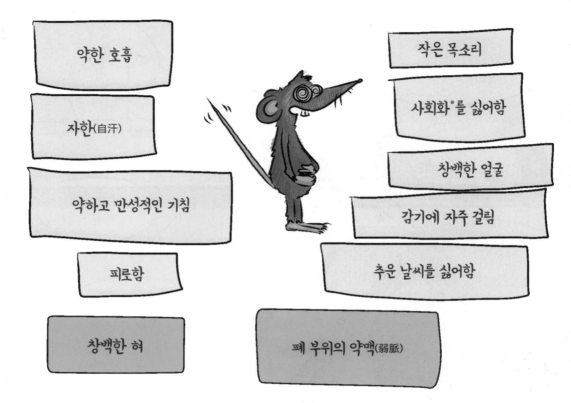

약한 호흡

작은 목소리

자한(自汗)

사회화*를 싫어함

약하고 만성적인 기침

창백한 얼굴

감기에 자주 걸림

피로함

추운 날씨를 싫어함

창백한 혀

폐 부위의 약맥(弱脈)

* 사회화: 인간의 상호작용을 의미한다.

담이 쌓이게 하는 폐기부족

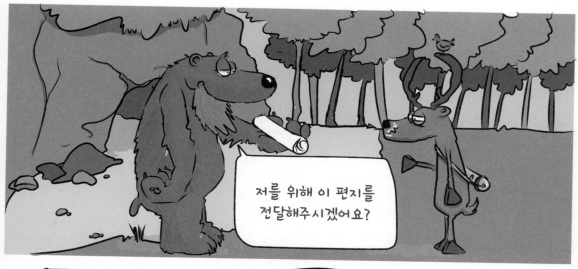

저를 위해 이 편지를 전달해주시겠어요?

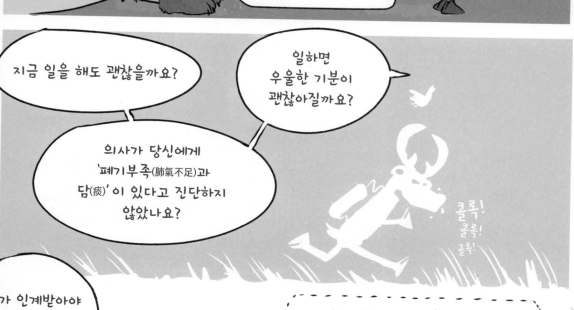

지금 일을 해도 괜찮을까요?

일하면 우울한 기분이 괜찮아질까요?

의사가 당신에게 '폐기부족(肺氣不足)과 담(痰)'이 있다고 진단하지 않았나요?

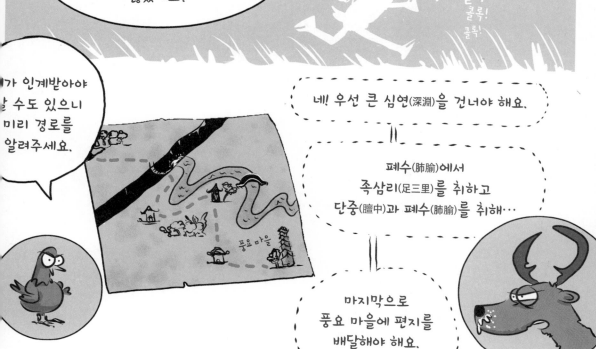

가 인계받아야 할 수도 있으니 미리 경로를 알려주세요.

네! 우선 큰 심연(深淵)을 건너야 해요.

폐수(肺腧)에서 족삼리(足三里)를 취하고 단중(膻中)과 폐수(肺腧)를 취해…

마지막으로 풍요 마을에 편지를 배달해야 해요.

풍요 마을

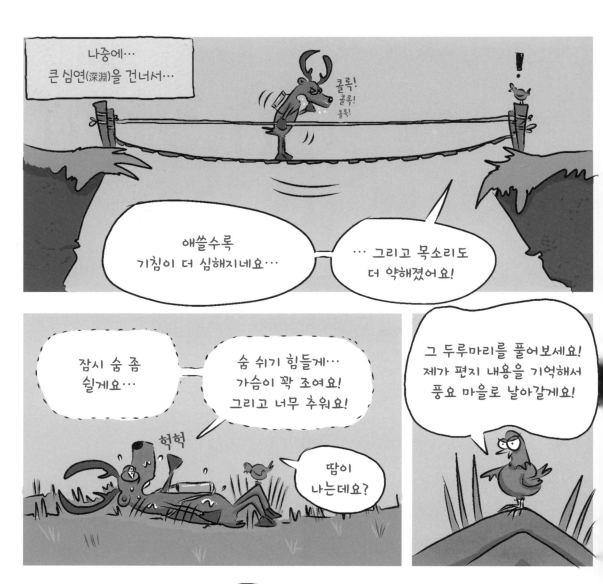

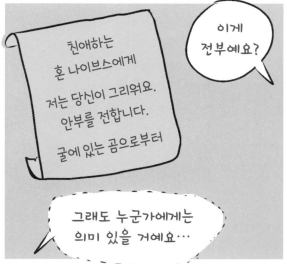

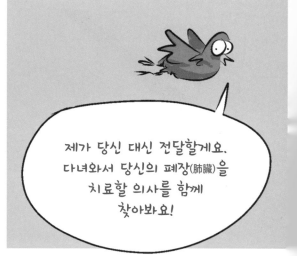

담이 쌓이게 하는 폐기부족
痰   肺氣不足

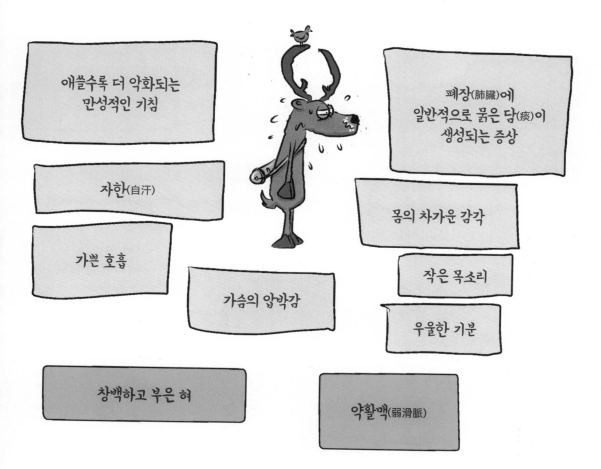

애쓸수록 더 악화되는
만성적인 기침

페장(肺臟)에
일반적으로 묽은 담(痰)이
생성되는 증상

자한(自汗)

몸의 차가운 감각

가쁜 호흡

작은 목소리

가슴의 압박감

우울한 기분

창백하고 부은 혀

약활맥(弱滑脈)

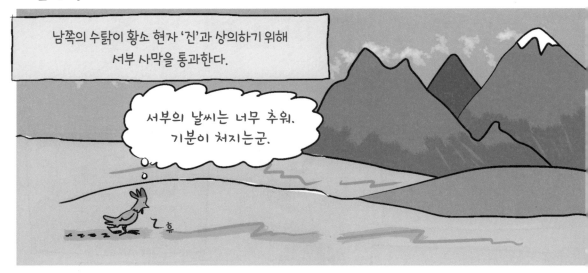

남쪽의 수탉이 황소 현자 '진'과 상의하기 위해 서부 사막을 통과한다.

서부의 날씨는 너무 추워. 기분이 처지는군.

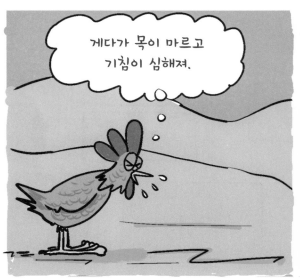

게다가 목이 마르고 기침이 심해져.

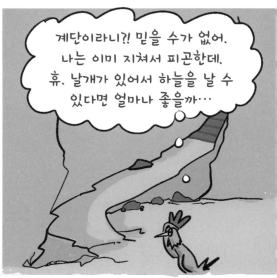

계단이라니?! 믿을 수가 없어. 나는 이미 지쳐서 피곤한데. 휴, 날개가 있어서 하늘을 날 수 있다면 얼마나 좋을까…

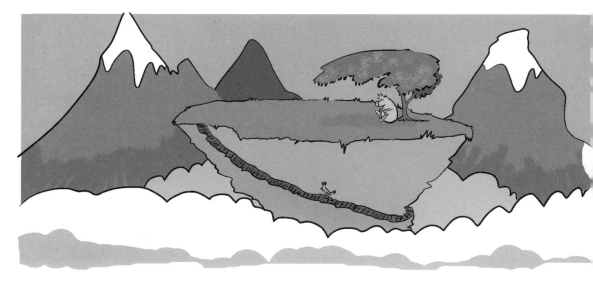

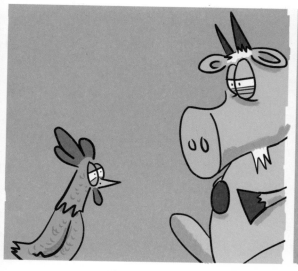

몇분후

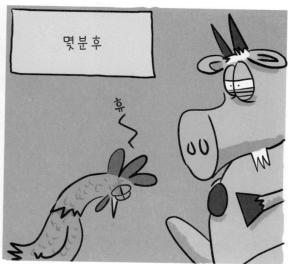

저에게 조언을 구하시려면
내키지 않더라도 말씀하셔야 합니다.

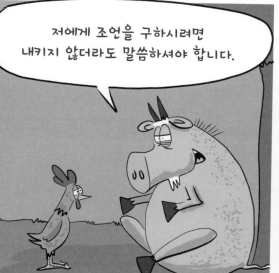

현자시여,
사과드립니다.

제 증상을
말씀드릴까 합니다.

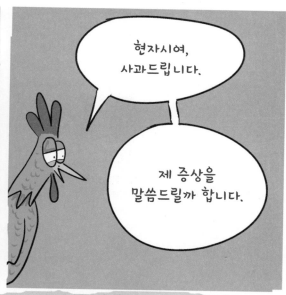

제 종족들은
자신감이 넘치고
통통한 가슴과
힘 넘치는 목소리를
지녔는데…

전형적인 수탉

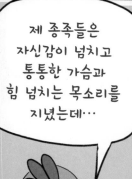

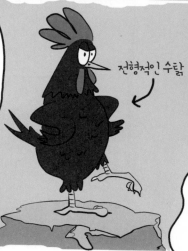

홰를 치는 것인지…
확실치가 않군요.

최근 들어 저는
피곤하고 목소리는 쉬고
가슴은 움푹 들어갔습니다.

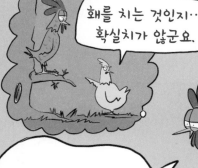

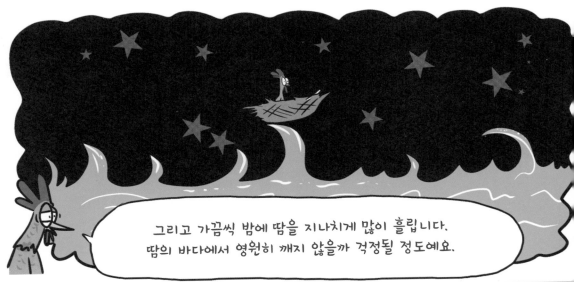

그리고 가끔씩 밤에 땀을 지나치게 많이 흘립니다.
땀의 바다에서 영원히 깨지 않을까 걱정될 정도예요.

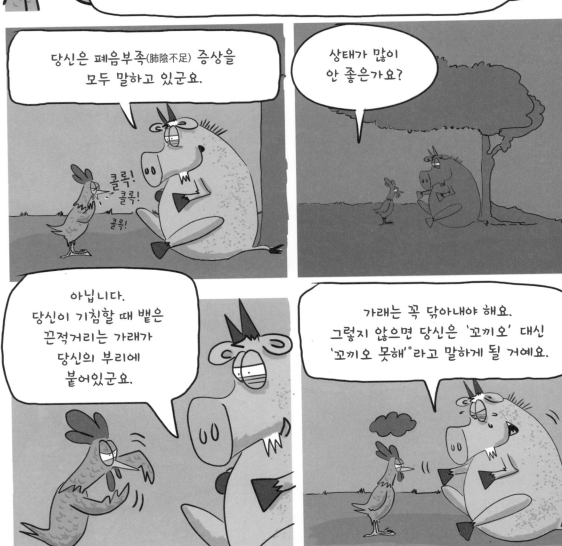

당신은 폐음부족(肺陰不足) 증상을
모두 말하고 있군요.

상태가 많이
안 좋은가요?

쿨룩!
쿨룩!
쿨룩!

아닙니다.
당신이 기침할 때 뱉은
끈적거리는 가래가
당신의 부리에
붙어있군요.

가래는 꼭 닦아내야 해요.
그렇지 않으면 당신은 '꼬끼오' 대신
'꼬끼오 못해*'라고 말하게 될 거예요.

• 닭울음소리 'cock-a-doodle do'의 'do'를 'don't'로 바꾸어 이야기한 것이

폐음부족

肺陰不足

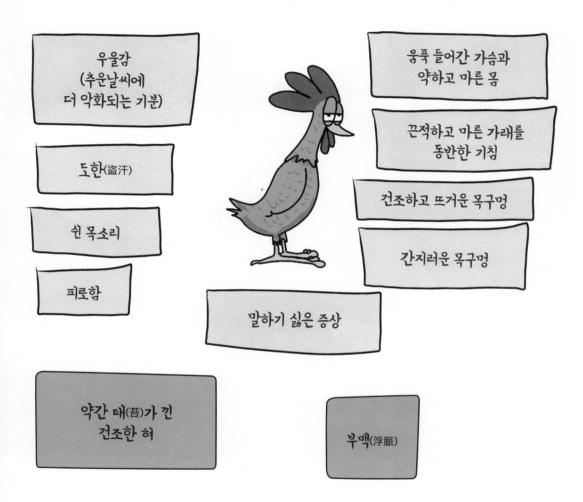

우울감
(추운날씨에
더 악화되는 기분)

도한(盜汗)

쉰 목소리

피로함

움푹 들어간 가슴과
약하고 마른 몸

끈적하고 마른 가래를
동반한 기침

건조하고 뜨거운 목구멍

간지러운 목구멍

말하기 싫은 증상

약간 태(苔)가 낀
건조한 혀

부맥(浮脈)

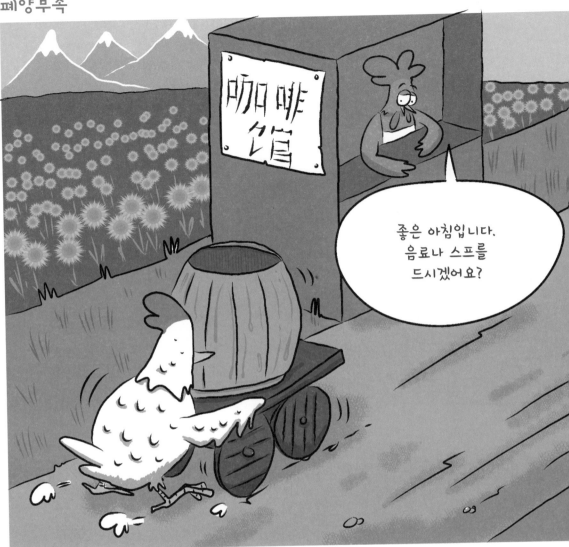

좋은 아침입니다.
음료나 스프를
드시겠어요?

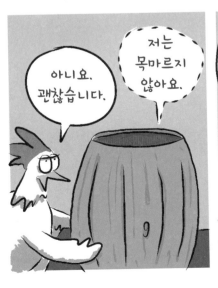

아니요.
괜찮습니다.

저는
목마르지
않아요.

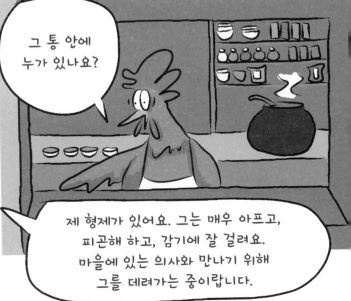

그 통 안에
누가 있나요?

제 형제가 있어요. 그는 매우 아프고,
피곤해 하고, 감기에 잘 걸려요.
마을에 있는 의사와 만나기 위해
그를 데려가는 중이랍니다.

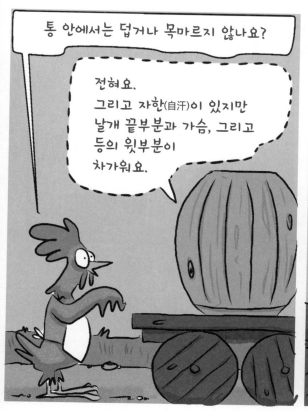

통 안에서는 덥거나 목마르지 않나요?

전혀요.
그리고 자한(自汗)이 있지만
날개 끝부분과 가슴, 그리고
등의 윗부분이
차가워요.

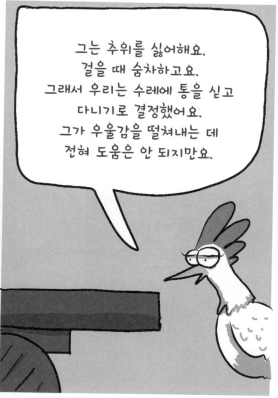

그는 추위를 싫어해요.
걸을 때 숨차하고요.
그래서 우리는 수레에 통을 싣고
다니기로 결정했어요.
그가 우울감을 떨쳐내는 데
전혀 도움은 안 되지만요.

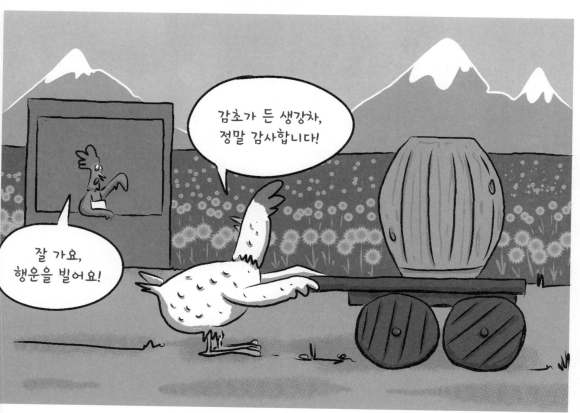

감초가 든 생강차,
정말 감사합니다!

잘 가요,
행운을 빌어요!

폐양부족

肺陽不足

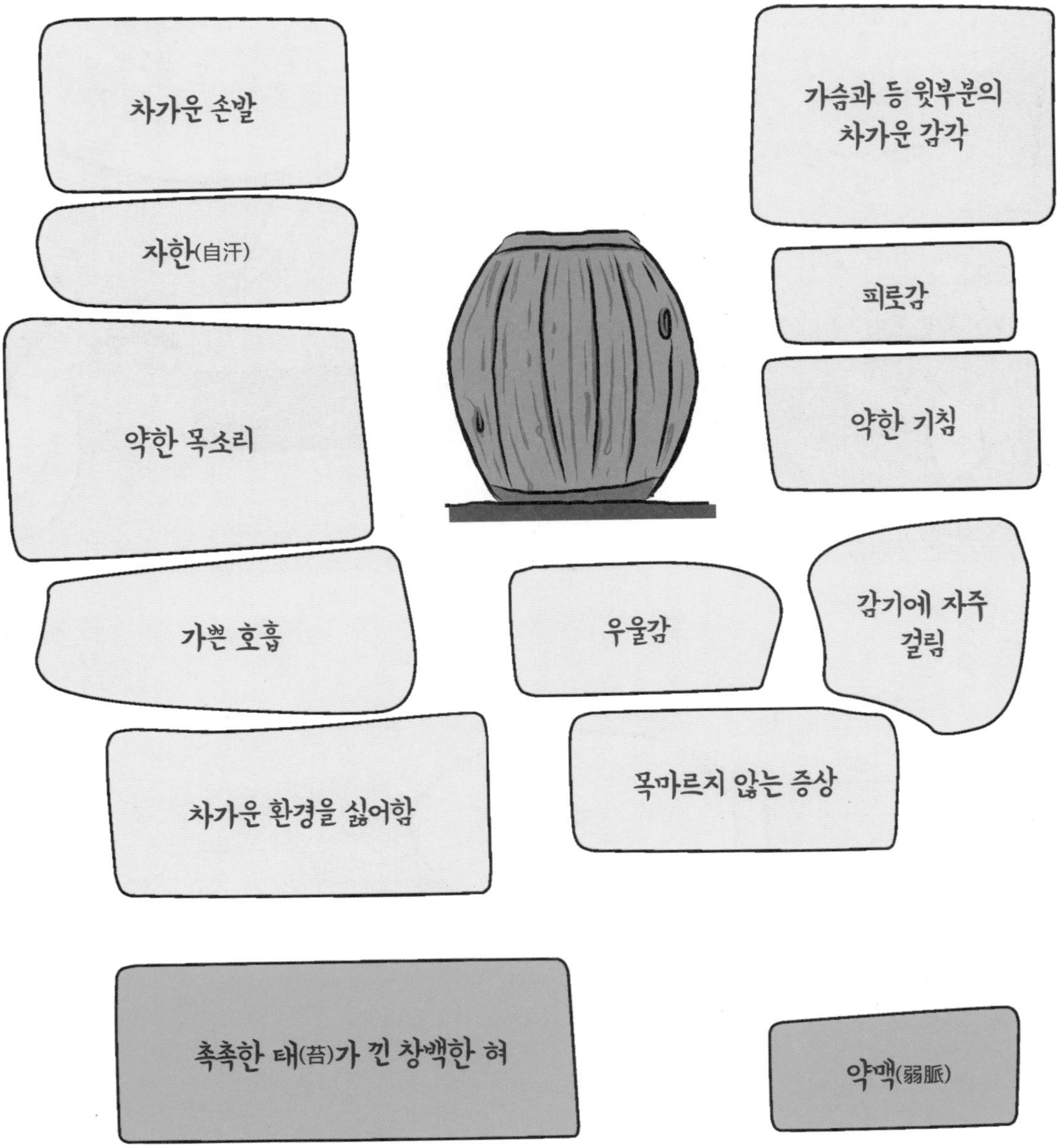

차가운 손발

자한(自汗)

약한 목소리

가쁜 호흡

차가운 환경을 싫어함

가슴과 등 윗부분의 차가운 감각

피로감

약한 기침

우울감

감기에 자주 걸림

목마르지 않는 증상

촉촉한 태(苔)가 낀 창백한 혀

약맥(弱脈)

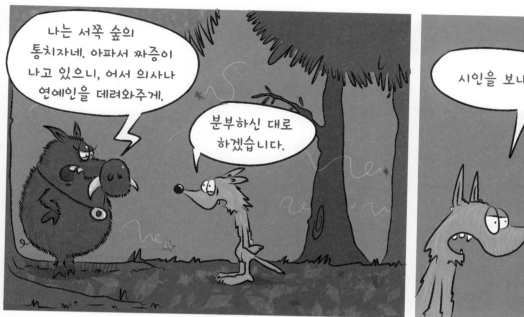

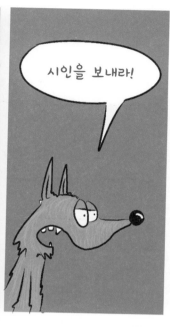

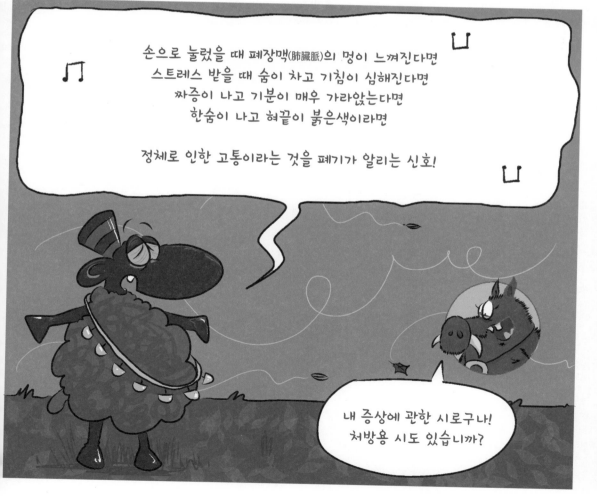

폐기정체

肺氣停滯

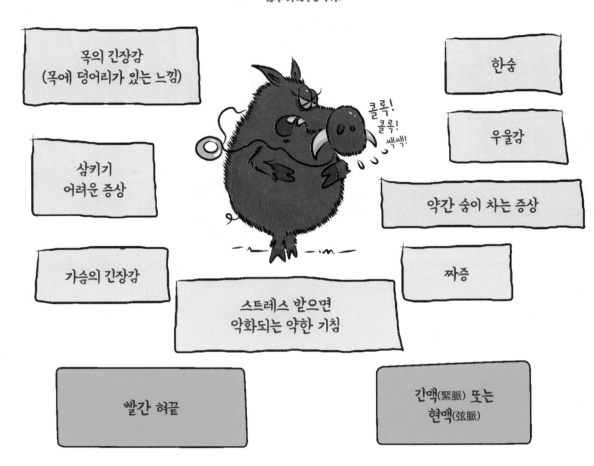

목의 긴장감
(목에 덩어리가 있는 느낌)

한숨

우울감

삼키기
어려운 증상

콜록!
콜록!
쌕쌕!

약간 숨이 차는 증상

가슴의 긴장감

스트레스 받으면
악화되는 약한 기침

짜증

빨간 혀끝

긴맥(緊脈) 또는
현맥(弦脈)

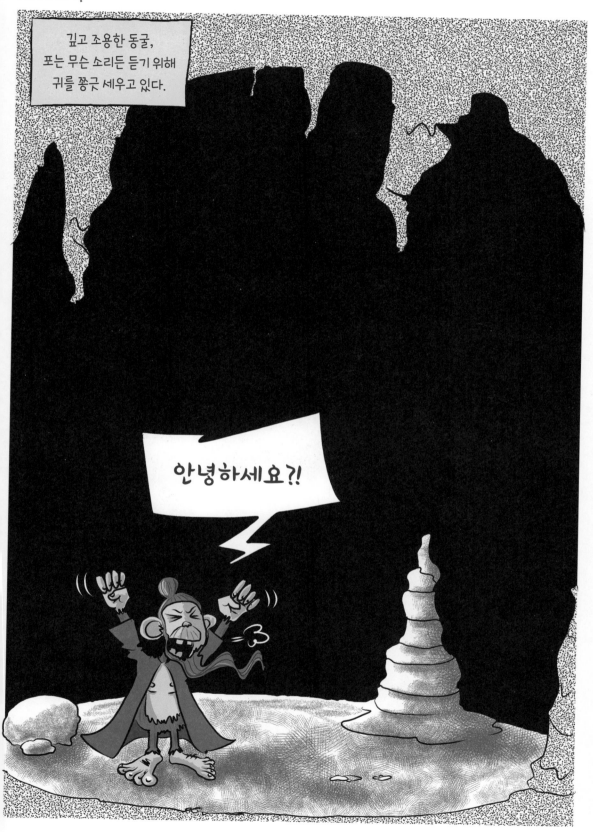

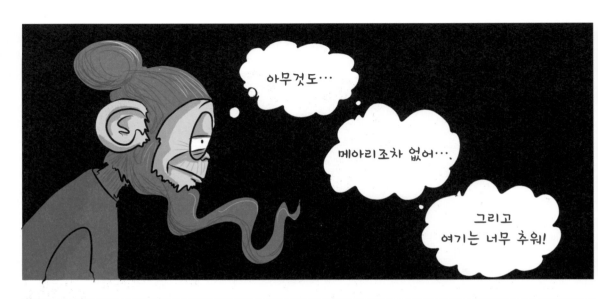

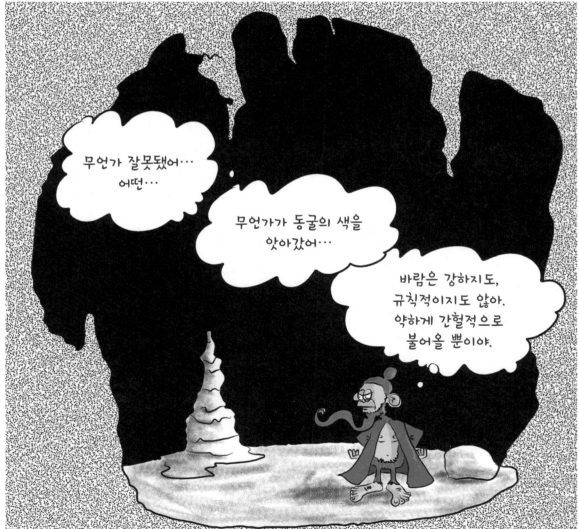

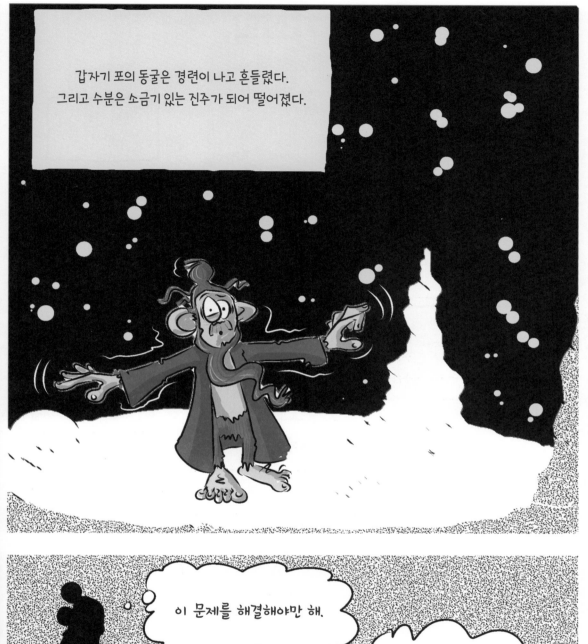

갑자기 포의 동굴은 경련이 나고 흔들렸다.
그리고 수분은 소금기 있는 진주가 되어 떨어졌다.

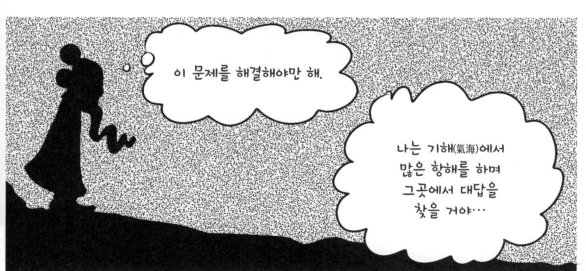

이 문제를 해결해야만 해.

나는 기해(氣海)에서
많은 항해를 하며
그곳에서 대답을
찾을 거야…

폐기쇠약
肺氣衰弱

매우 약한 숨

숨을 멈췄다 쉬었다 반복함

다량의 자한(自汗)

추위를 매우 잘 느낌

창백한 혀

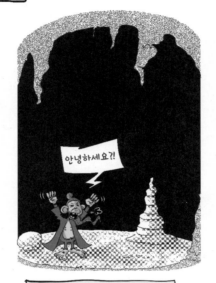

안녕하세요?!

매우 창백한 안색

약한 기침

우울감

약하고 작은 목소리

쇠한 기력

차가운 손발

약맥(弱脈) 또는 결손맥(缺損脈)

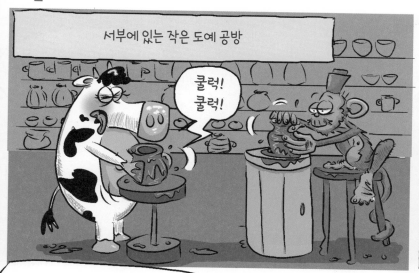

서부에 있는 작은 도예 공방

쿨럭!
쿨럭!

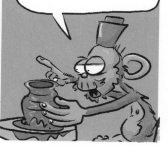

착한 제자여,
상태가 많이
안 좋군요.
의사를 찾아가는 게
좋겠어요.

스승님, 조금 열이 나긴
하지만 일하는 데 아무 지장이
없습니다…

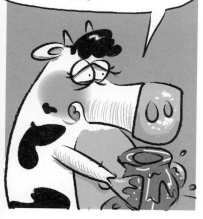

콜록!
쿨럭
콜록! 쾅
후드득 콜록!

아닙니다. 아무래도 오늘 오후에
의사와 상담해야할 것 같군요.

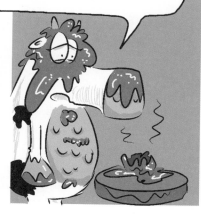

黄帝
황금
원숭이

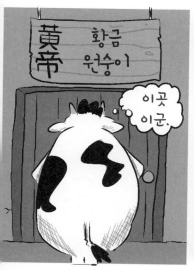

이곳
이군.

황금 원숭이
선생님이신가요? 저를 좀
도와주세요.

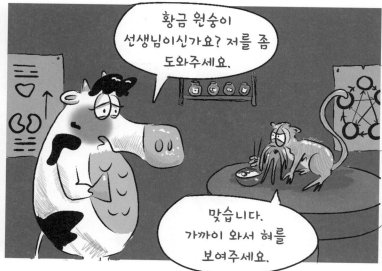

맞습니다.
가까이 와서 혀를
보여주세요.

191

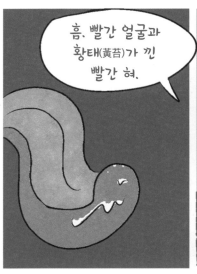

흠. 빨간 얼굴과 황태(黄苔)가 낀 빨간 혀.

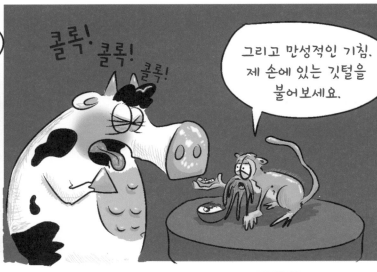

콜록! 콜록! 콜록!

그리고 만성적인 기침. 제 손에 있는 깃털을 불어보세요.

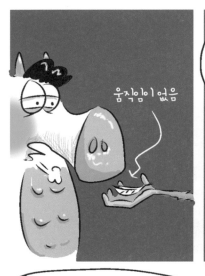

움직임이 없음

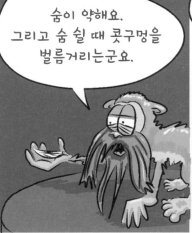

숨이 약해요. 그리고 숨 쉴 때 콧구멍을 벌름거리는군요.

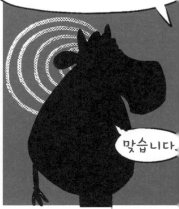

당신의 두개저(頭蓋低)에 통증이 있지 않나 싶어요.

맞습니다.

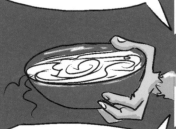

이 모든 증상들은 당신의 폐장(肺臟)에 열(熱)이 있어서 나타나는 거예요…

약을 준비하는 동안 국수 그릇을 가슴에 품고 계십시오.

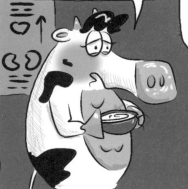

선생님, 이것도 진단 방법인가요?

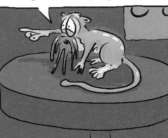

아니요. 당신이 제 점심시간을 방해해서 국수가 식어버렸어요. 당신 몸이 아주 뜨거우니까 국물을 다시 데울 수 있을 것 같아서 그런 겁니다.

폐열
肺熱

만성적인 기침

숨 쉴 때 콧구멍을
벌름거리는 행동

약한 호흡

붉은 안색

발열 증상

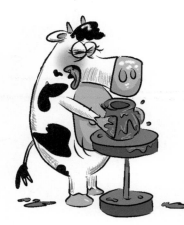

가슴과 몸의
열감(熱感)

두개저(頭蓋低)˙의
약한 두통

황태(黃苔)가 낀
빨간 혀

매우 빠른
맥(數脈)

두개저(頭蓋低): 이마뼈(두개골) 안의 밑바닥을 이루는 부분이다.

폐조

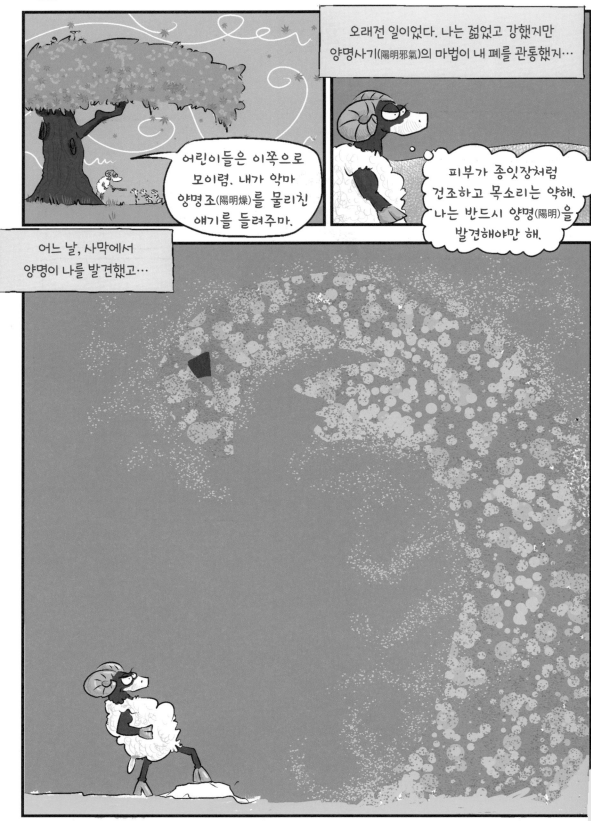

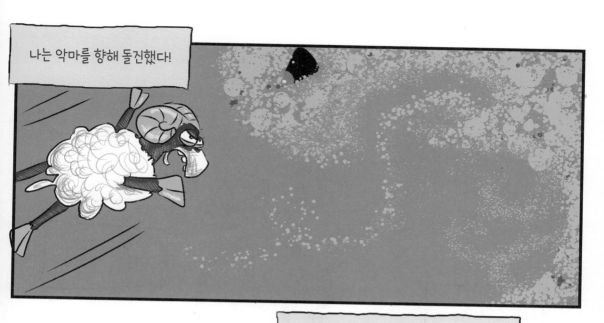

나는 악마를 향해 돌진했다!

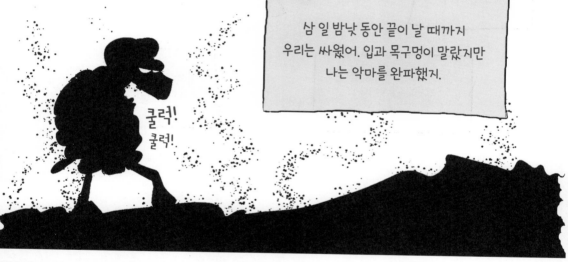

삼 일 밤낮 동안 끝이 날 때까지
우리는 싸웠어. 입과 목구멍이 말랐지만
나는 악마를 완파했지.

쿨럭!
쿨럭!

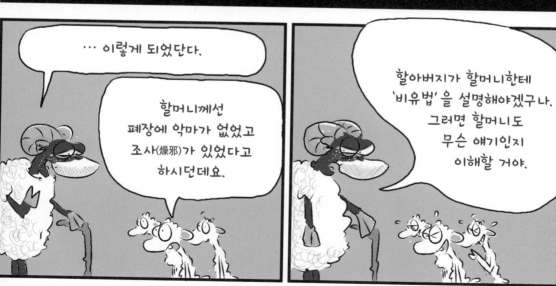

… 이렇게 되었단다.

할머니께선
폐장에 악마가 없었고
조사(燥邪)가 있었다고
하시던데요.

할아버지가 할머니한테
'비유법'을 설명해야겠구나.
그러면 할머니도
무슨 얘기인지
이해할 거야.

폐조
肺燥

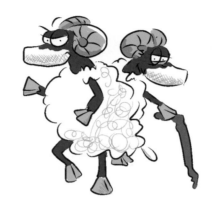

약하고
마른 기침

건조한 입

건조한 피부

약한 목소리

무태(無苔)의 혀

허맥(虛脈) 또는
약맥(弱脈)

폐풍한사

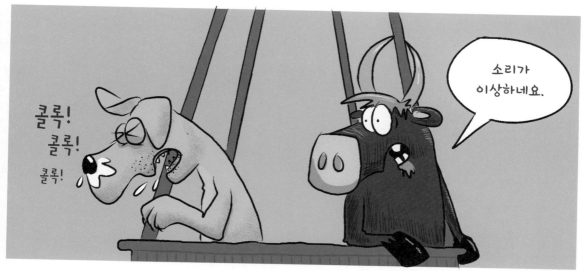

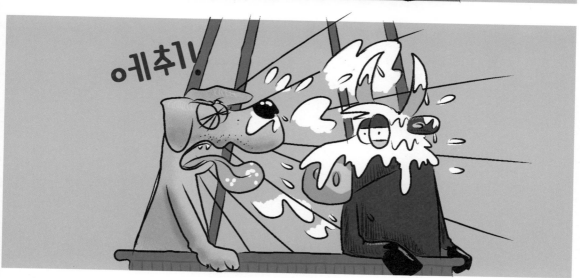

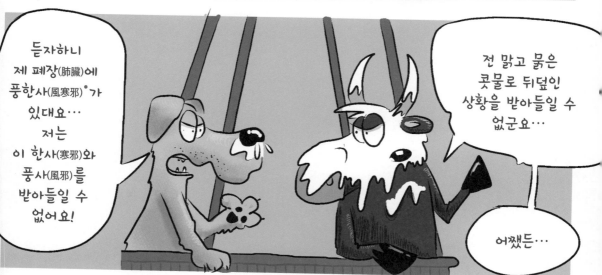

• 풍한사(風寒邪): 풍사(風邪)와 한사(寒邪)를 합친 말이며 춥고 열이 나며 온몸이 쑤시는 증상이 나타난다.

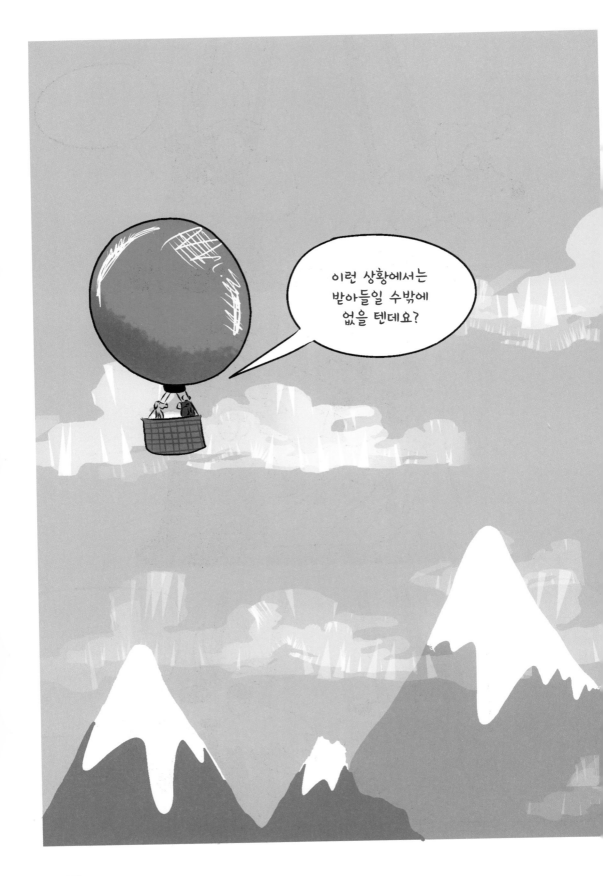

폐풍한사
肺風寒邪

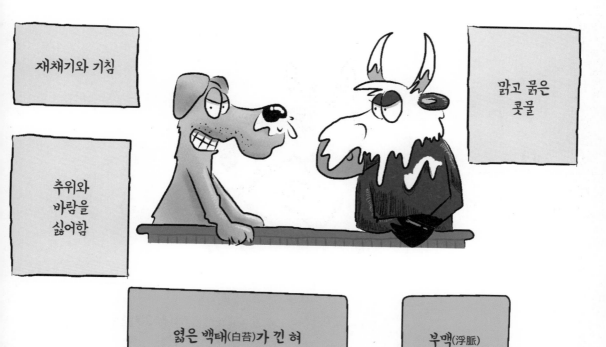

재채기와 기침

맑고 묽은 콧물

추위와 바람을 싫어함

엷은 백태(白苔)가 낀 혀

부맥(浮脈)

혹시 이러한 증상이 있습니까?

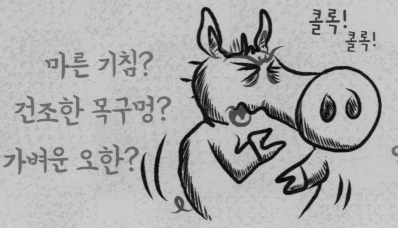

마른 기침?
건조한 목구멍?
가벼운 오한?

콜록!
콜록!

건조한
입과 입술?

황금 원숭이가 강력
추천하는 행인(杏仁, 살구씨)

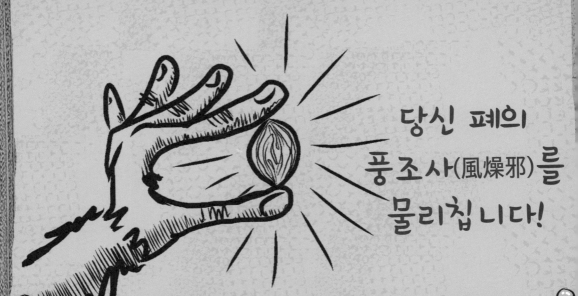

당신 폐의
풍조사(風燥邪)를
물리칩니다!

✱ 치료는 의사의 진찰을 따르십시오. 결제는 과일로 이루어집니다(복숭아 우대).

폐풍조사

肺風燥邪

가벼운 오한

마른 기침

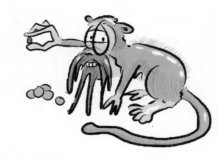

건조한
입과 입술

건조한 목구멍

드물지만 피가 섞인 가래

건조한 태(苔)가 끼고
혀끝이 빨간 혀

부삭맥(浮數脈)

폐풍열사

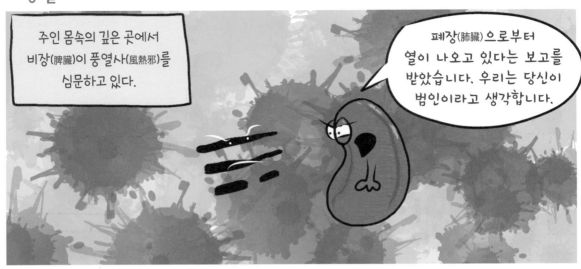

주인 몸속의 깊은 곳에서 비장(脾臟)이 풍열사(風熱邪)를 심문하고 있다.

폐장(肺臟)으로부터 열이 나오고 있다는 보고를 받았습니다. 우리는 당신이 범인이라고 생각합니다.

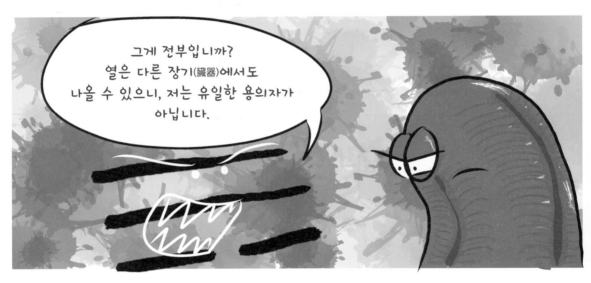

그게 전부입니까? 열은 다른 장기(臟器)에서도 나올 수 있으니, 저는 유일한 용의자가 아닙니다.

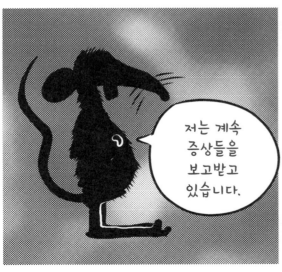

저는 계속 증상들을 보고받고 있습니다.

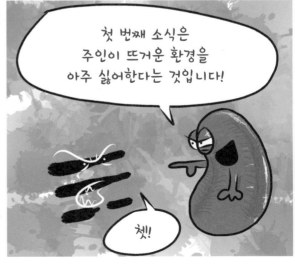

첫 번째 소식은 주인이 뜨거운 환경을 아주 싫어한다는 것입니다!

첫!

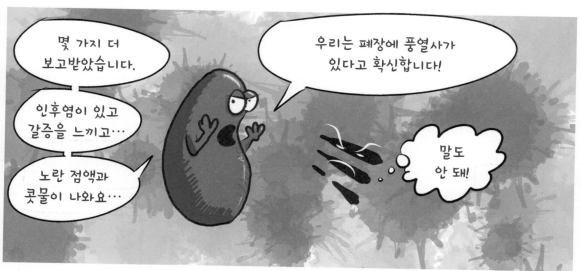

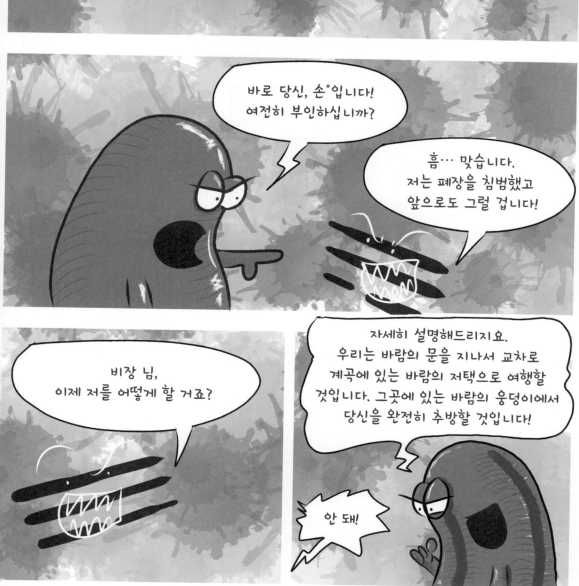

* 손: 주역에서 손괘(巽卦)는 바람을 대표한다.

폐풍열사

肺風熱邪

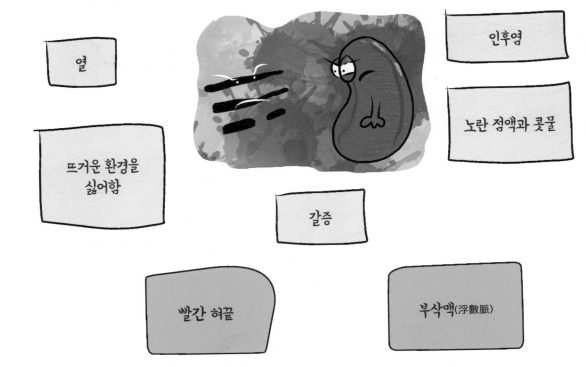

열

뜨거운 환경을 싫어함

인후염

노란 점액과 콧물

갈증

빨간 혀끝

부삭맥(浮數脈)

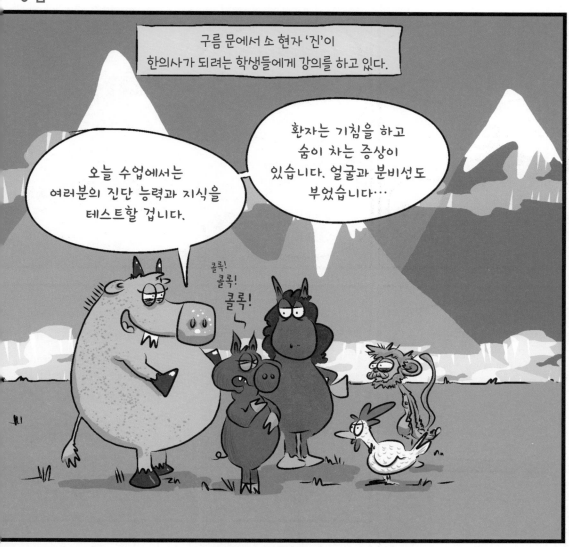

구름 문에서 소 현자 '진'이 한의사가 되려는 학생들에게 강의를 하고 있다.

오늘 수업에서는 여러분의 진단 능력과 지식을 테스트할 겁니다.

환자는 기침을 하고 숨이 차는 증상이 있습니다. 얼굴과 분비선도 부었습니다…

콜록! 콜록! 콜록!

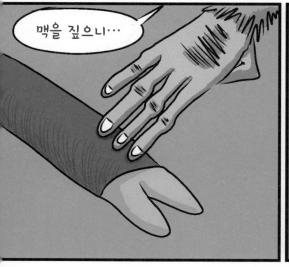

맥을 짚으니…

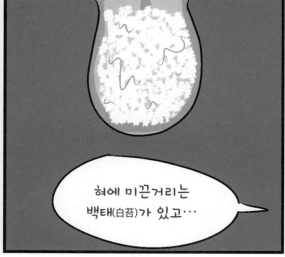

혀에 미끈거리는 백태(白苔)가 있고…

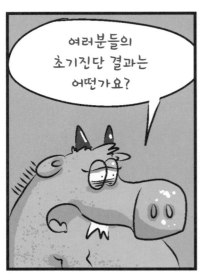

여러분들의 초기진단 결과는 어떤가요?

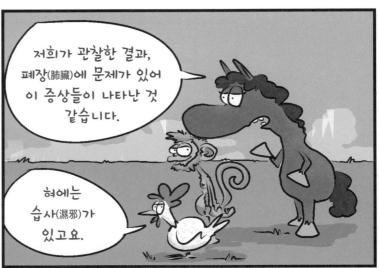

저희가 관찰한 결과, 폐장(肺臟)에 문제가 있어 이 증상들이 나타난 것 같습니다.

혀에는 습사(濕邪)가 있고요.

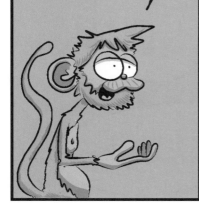

그의 맥은 부활맥(浮滑脈)입니다. 초기진단 결과, 그는 폐풍습사(肺風濕邪)입니다.

습사를 해결하고 풍사(風邪)를 풀어주는 게 어떨까요? 바나나로요!

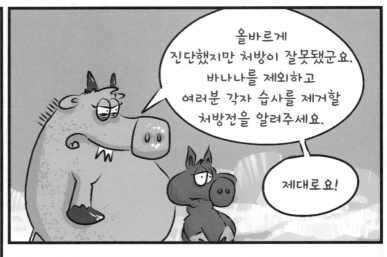

올바르게 진단했지만 처방이 잘못됐군요. 바나나를 제외하고 여러분 각자 습사를 제거할 처방전을 알려주세요.

제대로요!

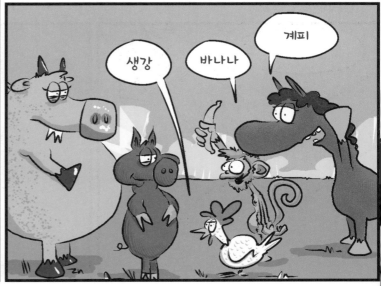

생강

바나나

계피

폐풍습사

肺風濕邪

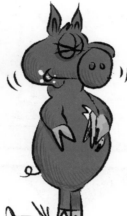

숨이 차는 증상

부은 얼굴

기침

부은 분비선

하얗고 미끈거리는
태(苔)가 낀 혀

부활맥(浮滑脈)

폐풍한사

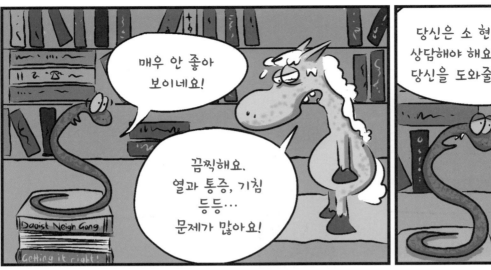

매우 안 좋아 보이네요!

끔찍해요. 열과 통증, 기침 등등… 문제가 많아요!

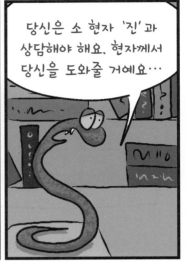

당신은 소 현자 '진'과 상담해야 해요. 현자께서 당신을 도와줄 거예요…

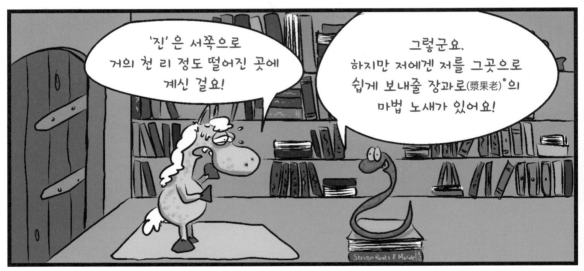

'진'은 서쪽으로 거의 천 리 정도 떨어진 곳에 계신 걸요!

그렇군요. 하지만 저에겐 저를 그곳으로 쉽게 보내줄 장과로(漿果老)의 마법 노새가 있어요!

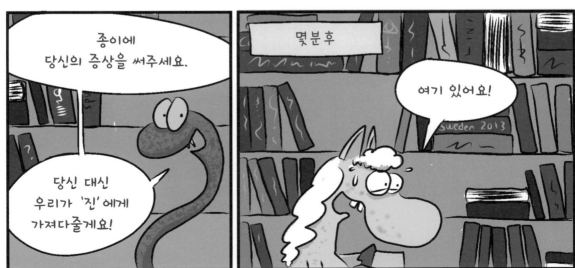

종이에 당신의 증상을 써주세요.

당신 대신 우리가 '진'에게 가져다줄게요!

몇 분 후

여기 있어요!

• 장과로(漿果老): 도교의 팔선인(八仙人) 가운데 한 사람으로 당나라 사람이다. 둔갑술에 능하고 흰 노새를 타고 다녔으며 노새를 타지 않을 때에는 종이처럼 접어서 가지고 다녔다고 한다.

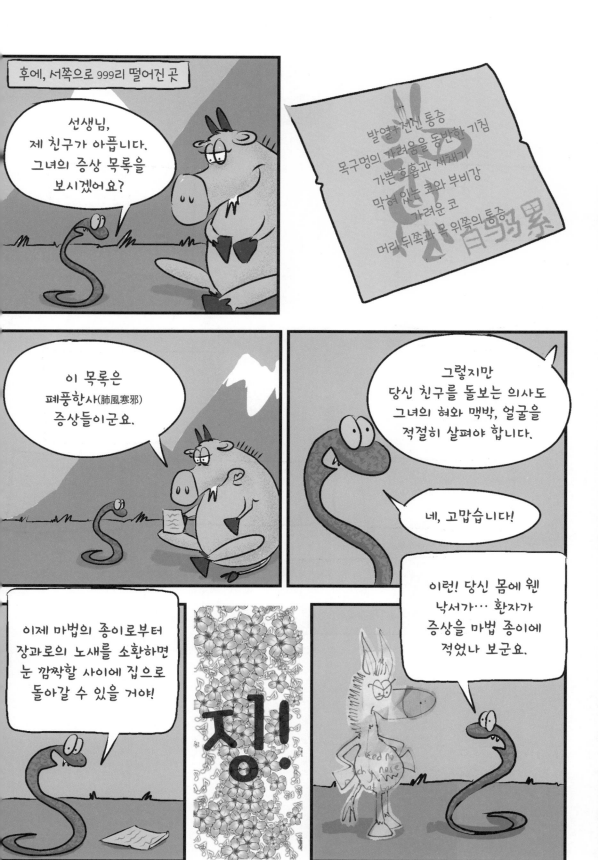

폐풍한사
肺風寒邪

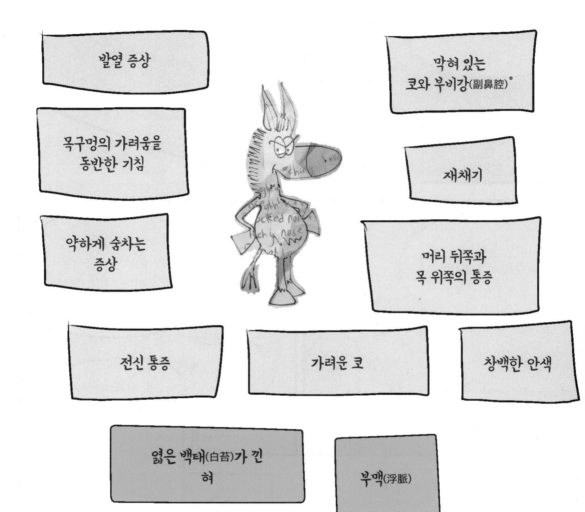

발열 증상

막혀 있는
코와 부비강(副鼻腔)*

목구멍의 가려움을
동반한 기침

재채기

약하게 숨차는
증상

머리 뒤쪽과
목 위쪽의 통증

전신 통증

가려운 코

창백한 안색

엷은 백태(白苔)가 낀
혀

부맥(浮脈)

• 부비강(副鼻腔): 머리뼈에 있는 공기 구멍이며, 코곁굴이라고도 한다

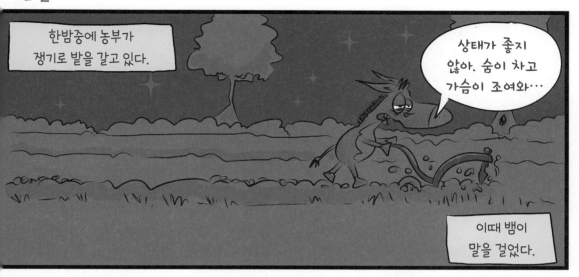

한밤중에 농부가 쟁기로 밭을 갈고 있다.

상태가 좋지 않아, 숨이 차고 가슴이 조여와…

이때 뱀이 말을 걸었다.

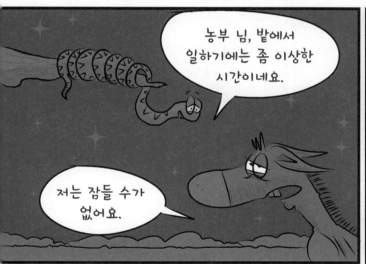

농부 님, 밭에서 일하기에는 좀 이상한 시간이네요.

저는 잠들 수가 없어요.

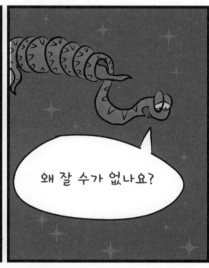

왜 잘 수가 없나요?

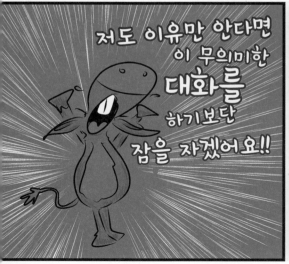

저도 이유만 안다면 이 무의미한 **대화를** 하기보단 잠을 자겠어요!!

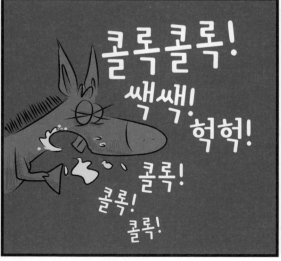

콜록콜록!
쌕쌕!
헉헉!
콜록!
콜록!
콜록!

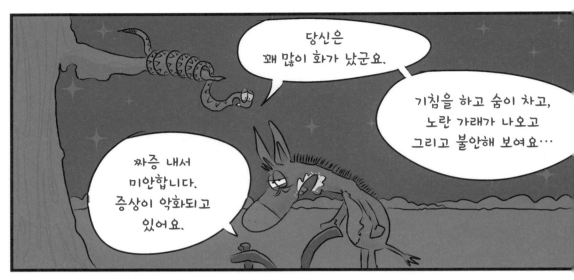

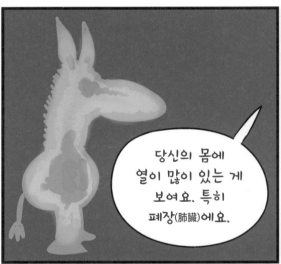

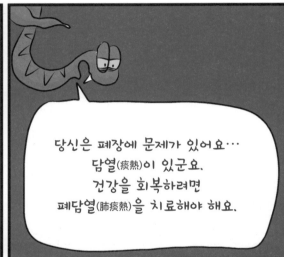

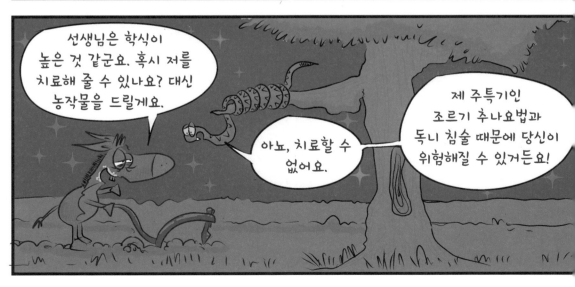

폐담열
肺痰熱

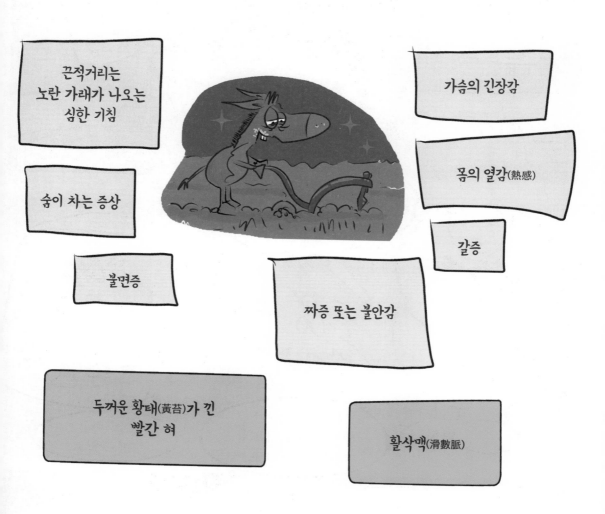

끈적거리는 노란 가래가 나오는 심한 기침

가슴의 긴장감

숨이 차는 증상

몸의 열감(熱感)

갈증

불면증

짜증 또는 불안감

두꺼운 황태(黃苔)가 낀 빨간 혀

활삭맥(滑數脈)

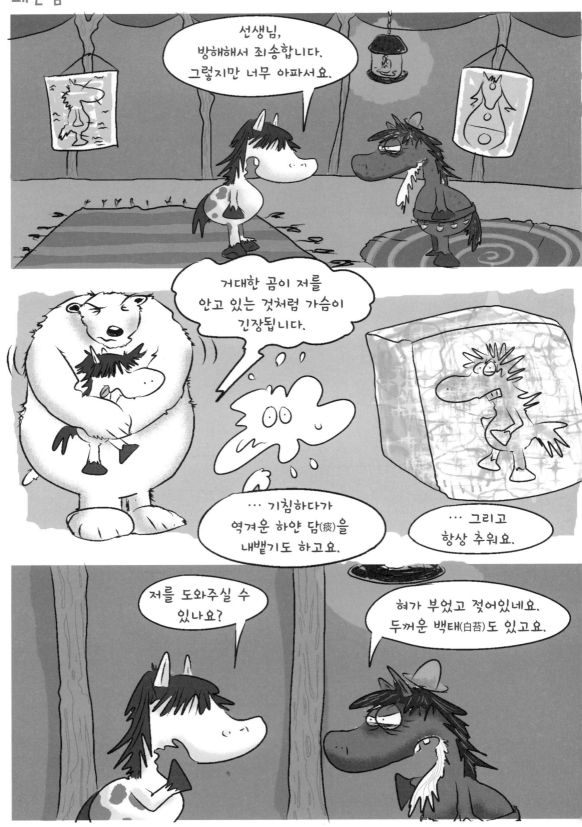

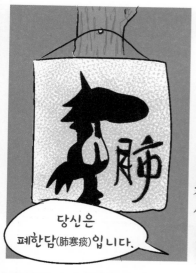

당신은
폐한담(肺寒痰)입니다.

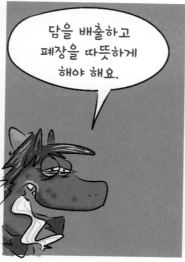

담을 배출하고
폐장을 따뜻하게
해야 해요.

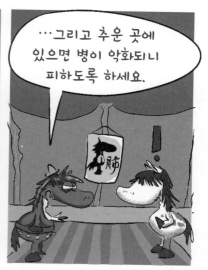

…그리고 추운 곳에
있으면 병이 악화되니
피하도록 하세요.

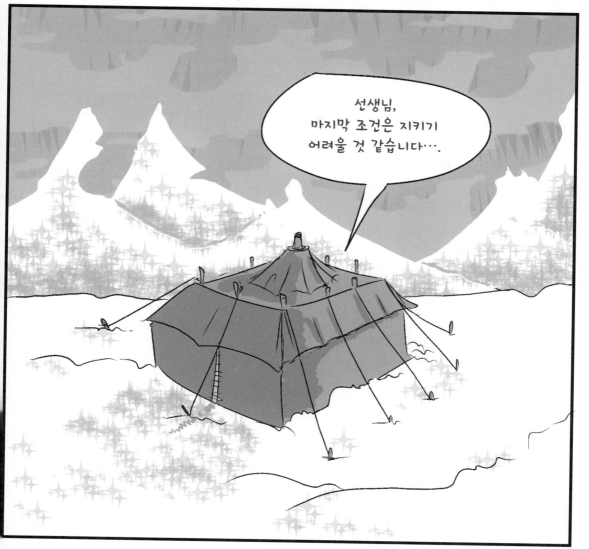

선생님,
마지막 조건은 지키기
어려울 것 같습니다….

폐한담
肺寒痰

기침할 때
하얀 담(痰)을 내뱉음

목구멍에 걸린 담

몸의 곳곳이 추움

가슴의 긴장감

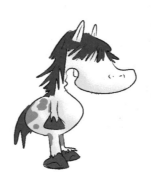

추운 곳에서 증상이 악화됨

두꺼운 백태(白苔)가 낀
부은 혀

보통의 느린 활맥(滑脈)

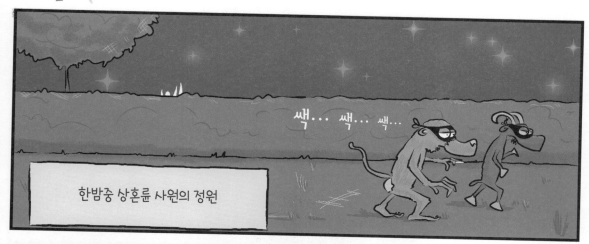

한밤중 상혼륜 사원의 정원

쌕… 쌕… 쌕…

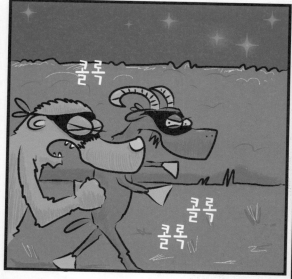

콜록

콜록
콜록

맙소사!

우리는 살금살금 몰래 가야 돼요.

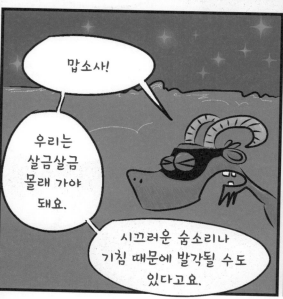

시끄러운 숨소리나 기침 때문에 발각될 수도 있다고요.

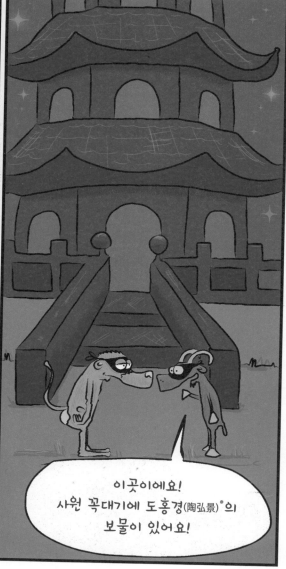

이곳이에요! 사원 꼭대기에 도홍경(陶弘景)*의 보물이 있어요!

• 도홍경(陶弘景):남북조(南北朝) 시대 송(宋)나라와 양(梁)나라 사이의 의약학자(醫藥學者)이자 도가(道家)이다.

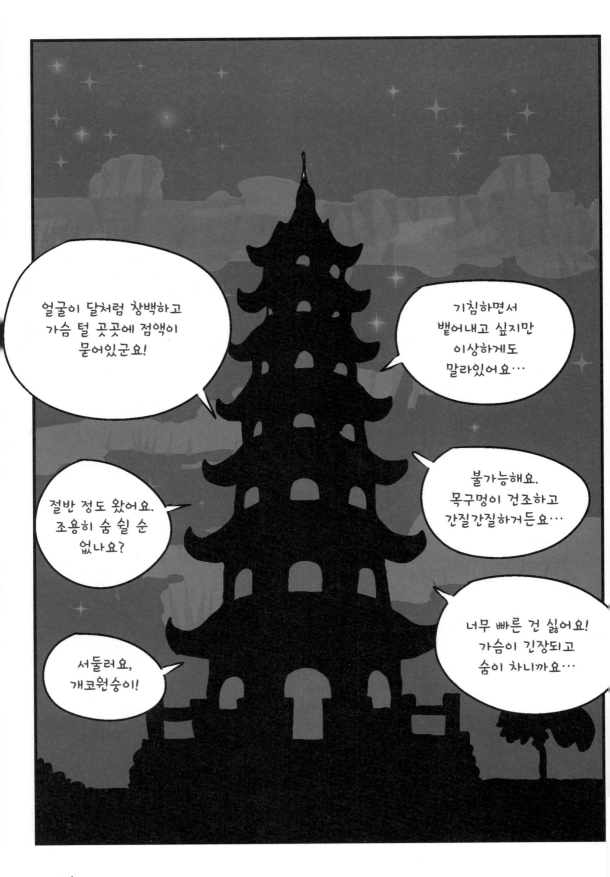

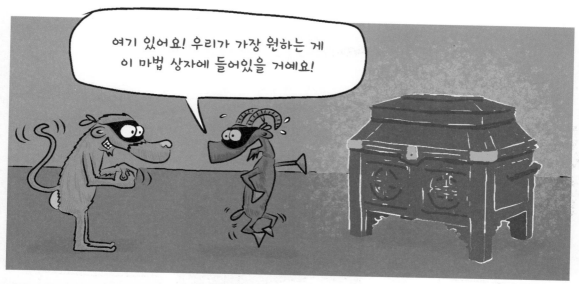

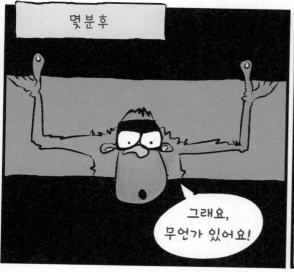

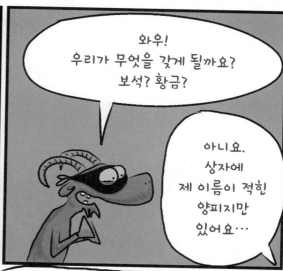

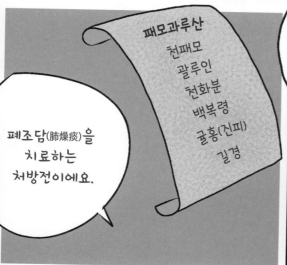

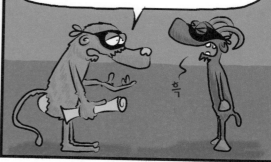

219

폐조담
肺燥痰

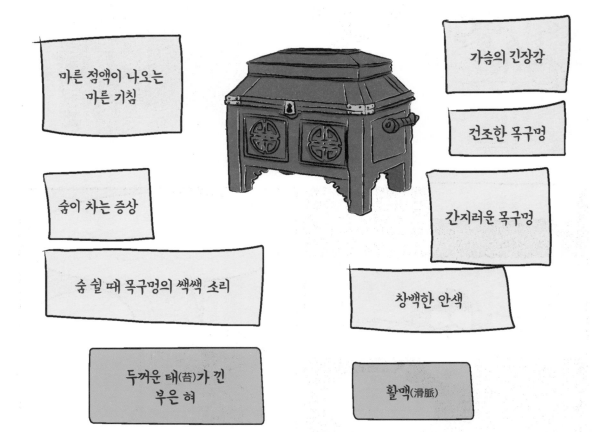

마른 점액이 나오는
마른 기침

가슴의 긴장감

건조한 목구멍

숨이 차는 증상

간지러운 목구멍

숨 쉴 때 목구멍의 쌕쌕 소리

창백한 안색

두꺼운 태(苔)가 낀
부은 혀

활맥(滑脈)

폐습담

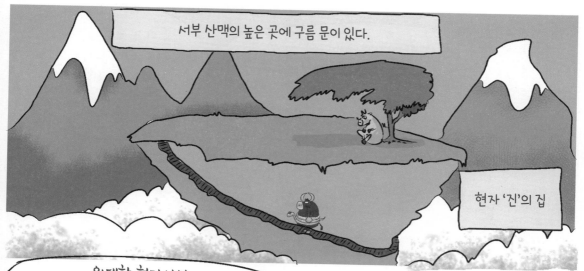

서부 산맥의 높은 곳에 구름 문이 있다.

현자 '진'의 집

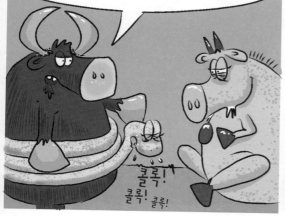

위대한 현자시여. 당신에게 도움을 청하기 위해 아픈 친구를 데리고 수만 리 길을 걸어왔습니다.

콜록! 콜록! 콜록!

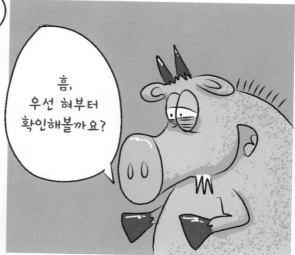

흠, 우선 혀부터 확인해볼까요?

혀는 많이 부었고, 기침할 때 뱉어 내는 끈적끈적한 하얀 물질로 덮여있어요.

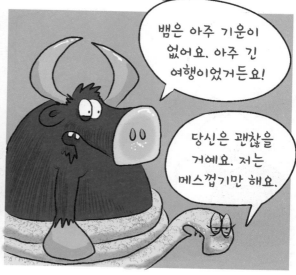

뱀은 아주 기운이 없어요. 아주 긴 여행이었거든요!

당신은 괜찮을 거예요. 저는 메스껍기만 해요.

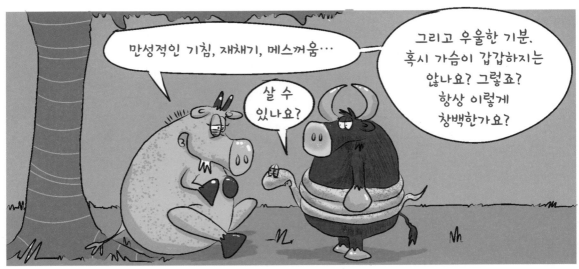

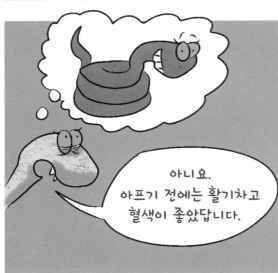

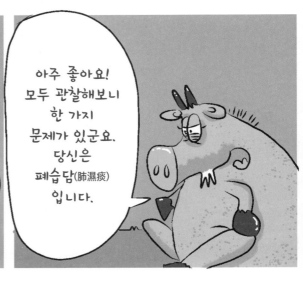

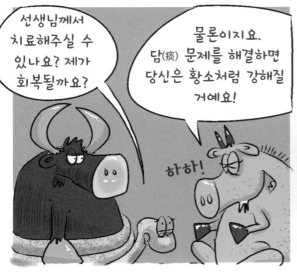

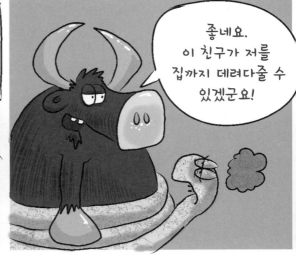

222

폐습담
肺濕痰

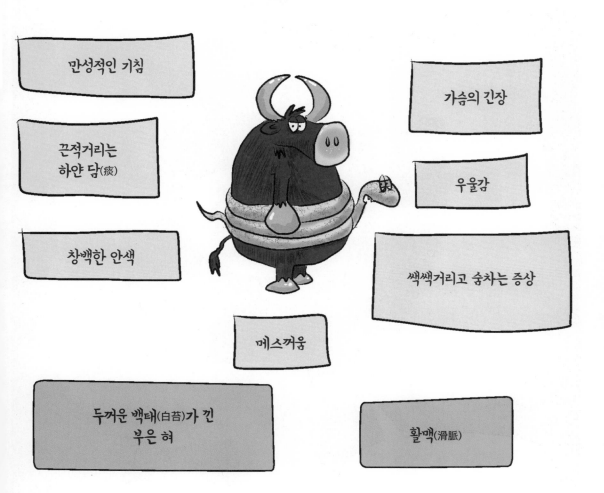

만성적인 기침

가슴의 긴장

끈적거리는
하얀 담(痰)

우울감

창백한 안색

쌕쌕거리고 숨차는 증상

메스꺼움

두꺼운 백태(白苔)가 낀
부은 혀

활맥(滑脈)

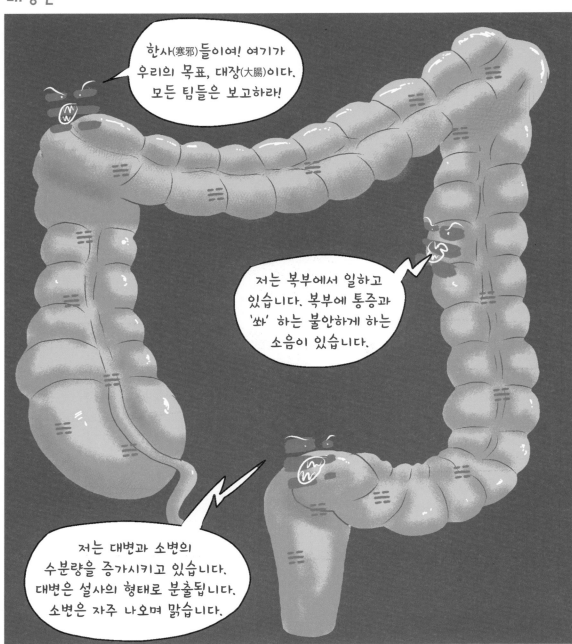

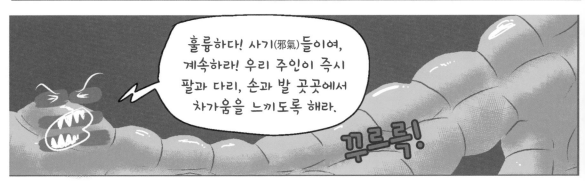

대장한
大腸寒

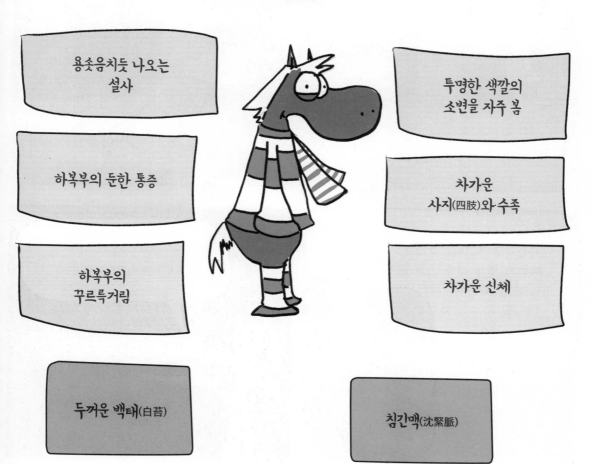

용솟음치듯 나오는 설사

투명한 색깔의 소변을 자주 봄

하복부의 둔한 통증

차가운 사지(四肢)와 수족

하복부의 꾸르륵거림

차가운 신체

두꺼운 백태(白苔)

침긴맥(沈緊脈)

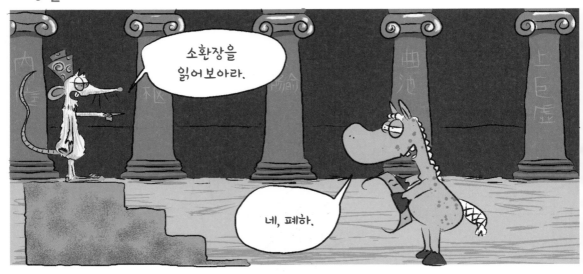

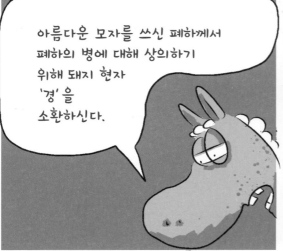

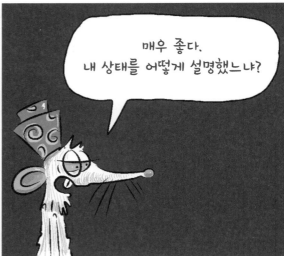

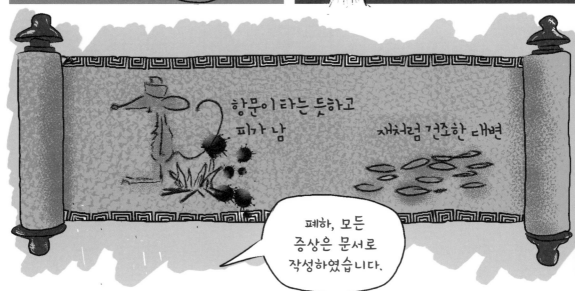

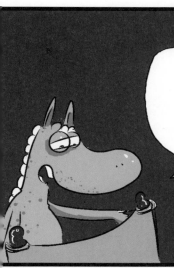

소환장에
폐하의 소변 색이 간장보다 더 어둡고
하복부에 타는 듯한 통증이 있다고
썼습니다.

훌륭하다.
현자를 신속히 모셔 와서
보여주어라.

이미
왔습니다…

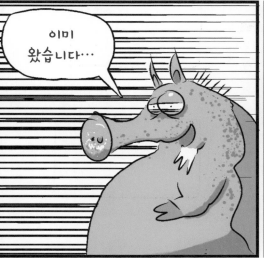

폐하께서는
대장(大腸)에 과도한 열(熱)이 있어
고생하시는 게 분명합니다.

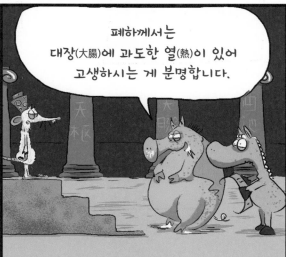

현자시여, 놀랍습니다!
이를 어떻게 보답해야
할까요?

저는 산에 금을,
땅 밑에는 진주를 두고 왔습니다.
저는 그저 배가 고플 뿐입니다…

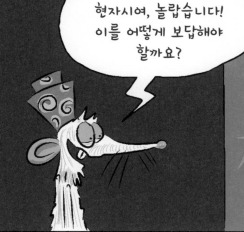

대장열

大腸熱

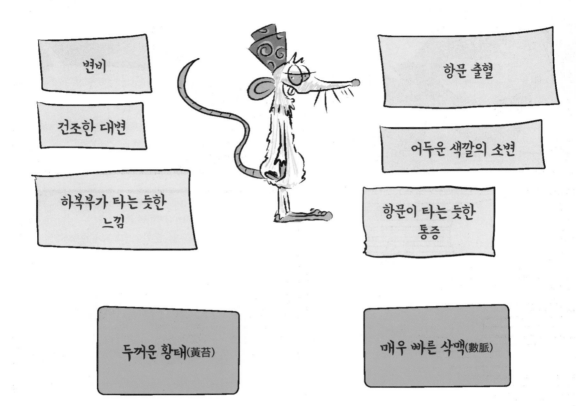

변비

건조한 대변

하복부가 타는 듯한
느낌

항문 출혈

어두운 색깔의 소변

항문이 타는 듯한
통증

두꺼운 황태(黃苔)

매우 빠른 삭맥(數脈)

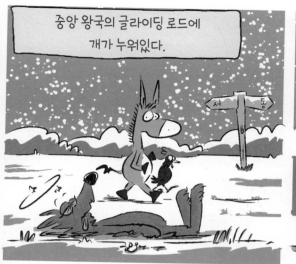

중앙 왕국의 글라이딩 로드에 개가 누워있다.

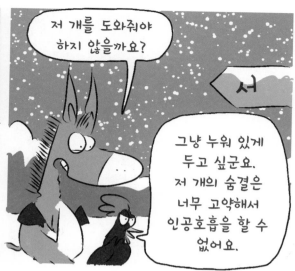

저 개를 도와줘야 하지 않을까요?

그냥 누워 있게 두고 싶군요. 저 개의 숨결은 너무 고약해서 인공호흡을 할 수 없어요.

서

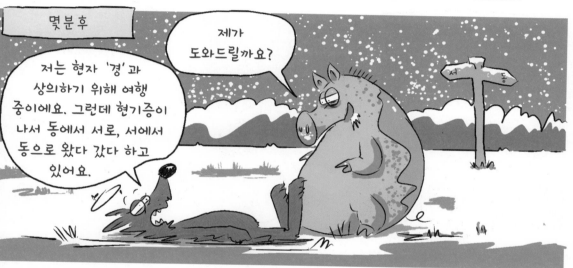

몇분후

저는 현자 '경'과 상의하기 위해 여행 중이에요. 그런데 현기증이 나서 동에서 서로, 서에서 동으로 왔다 갔다 하고 있어요.

제가 도와드릴까요?

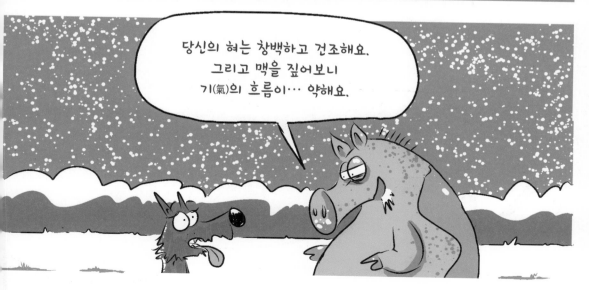

당신의 혀는 창백하고 건조해요. 그리고 맥을 짚어보니 기(氣)의 흐름이… 약해요.

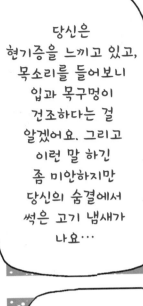

당신은 현기증을 느끼고 있고, 목소리를 들어보니 입과 목구멍이 건조하다는 걸 알겠어요. 그리고 이런 말 하기 좀 미안하지만 당신의 숨결에서 썩은 고기 냄새가 나요…

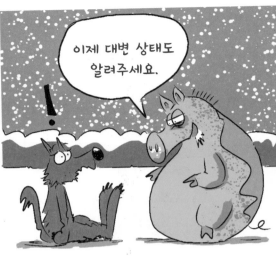

이제 대변 상태도 알려주세요.

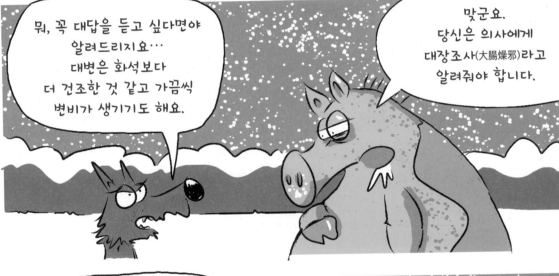

뭐, 꼭 대답을 듣고 싶다면야 알려드리지요… 대변은 화석보다 더 건조한 것 같고 가끔씩 변비가 생기기도 해요.

맞군요. 당신은 의사에게 대장조사(大腸燥邪)라고 알려줘야 합니다.

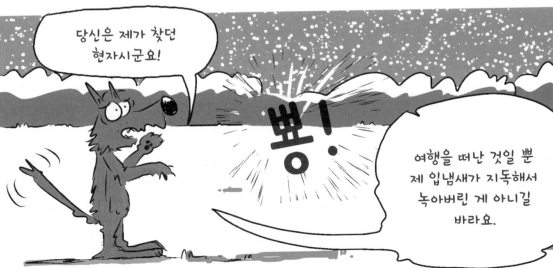

당신은 제가 찾던 현자시군요!

뿅!

여행을 떠난 것일 뿐 제 입냄새가 지독해서 녹아버린 게 아니길 바라요.

대장조
大腸燥

건조한 대변

건조한 입과 목구멍

잔변감(殘便感)

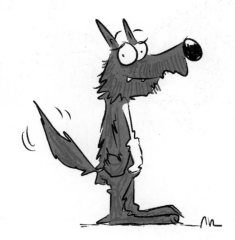

변비

일어날 때
어지러운 증상

구취

무태(無苔)의
건조한 혀

약맥(弱脈)

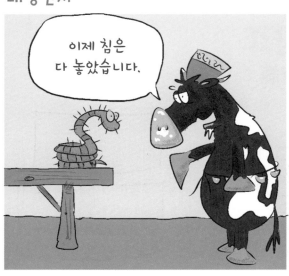

이제 침은
다 놓았습니다.

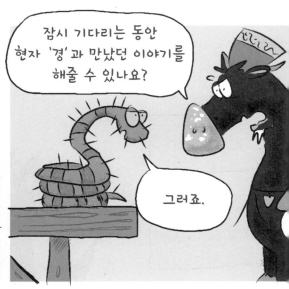

잠시 기다리는 동안
현자 '경'과 만났던 이야기를
해줄 수 있나요?

그러죠.

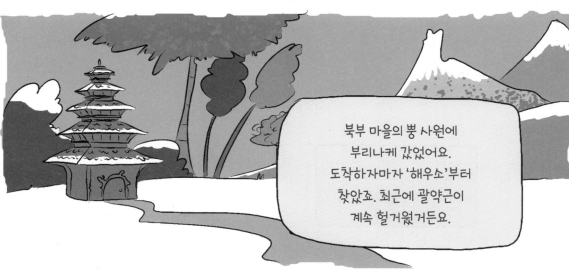

북부 마을의 뿡 사원에
부리나케 갔었어요.
도착하자마자 '해우소'부터
찾았죠. 최근에 괄약근이
계속 헐거웠거든요.

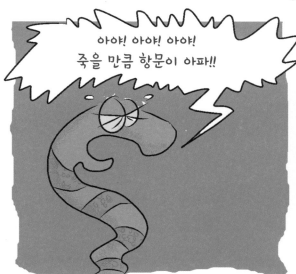

아야! 아야! 아야!
죽을 만큼 항문이 아파!!

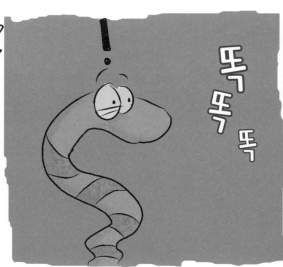

똑
똑
똑

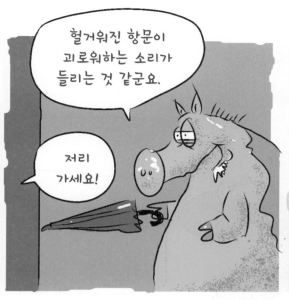

헐거워진 항문이 괴로워하는 소리가 들리는 것 같군요.

저리 가세요!

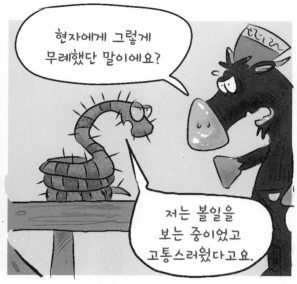

현자에게 그렇게 무례했단 말이에요?

저는 볼일을 보는 중이었고 고통스러웠다고요.

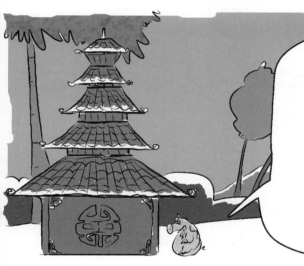

당신은 대장한사(大腸寒邪)입니다. 대장 때문에 고통스럽고 복부에서 차가움과 통증이 느껴지는 거예요. 의사에게 당신의 체온을 따뜻하게 해달라고 말해보세요!

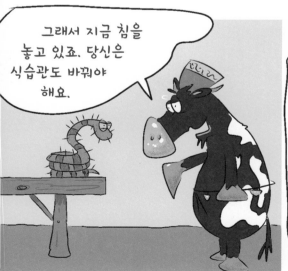

그래서 지금 침을 놓고 있죠. 당신은 식습관도 바꿔야 해요.

그렇지 않아도 냉혈(冷血) 동물인 당신이 치료를 이렇게 받으면서도 계속 아이스크림을 섭취한다면 차도는 없을 겁니다!

233

대장한사
大腸寒邪

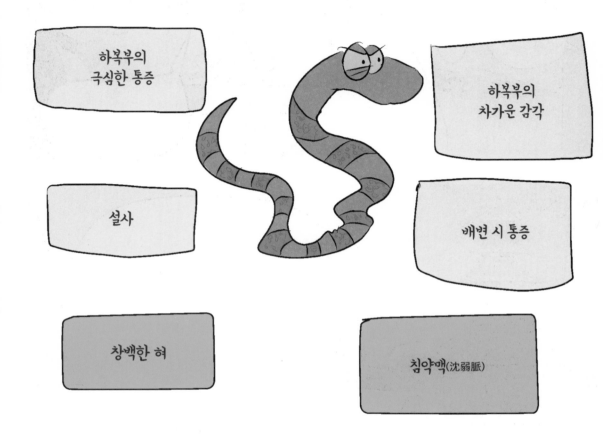

하복부의
극심한 통증

하복부의
차가운 감각

설사

배변 시 통증

창백한 혀

침약맥(沈弱脈)

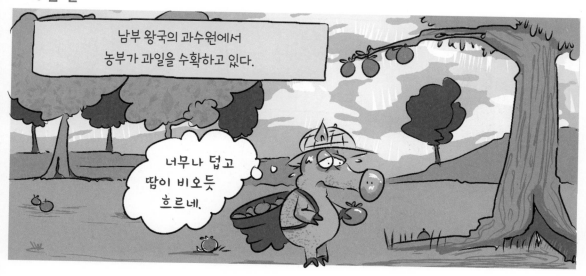

남부 왕국의 과수원에서 농부가 과일을 수확하고 있다.

너무나 덥고 땀이 비오듯 흐르네.

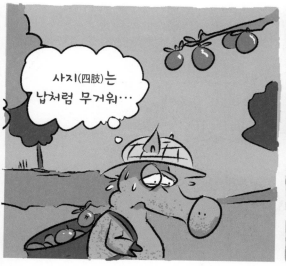

사지(四肢)는 납처럼 무거워…

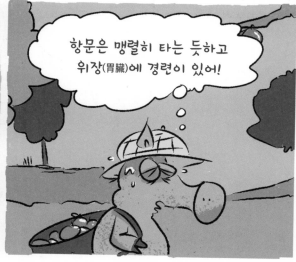

항문은 맹렬히 타는 듯하고 위장(胃臟)에 경련이 있어!

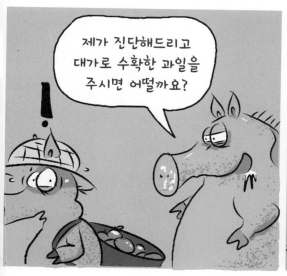

제가 진단해드리고 대가로 수확한 과일을 주시면 어떨까요?

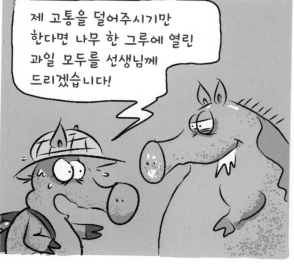

제 고통을 덜어주시기만 한다면 나무 한 그루에 열린 과일 모두를 선생님께 드리겠습니다!

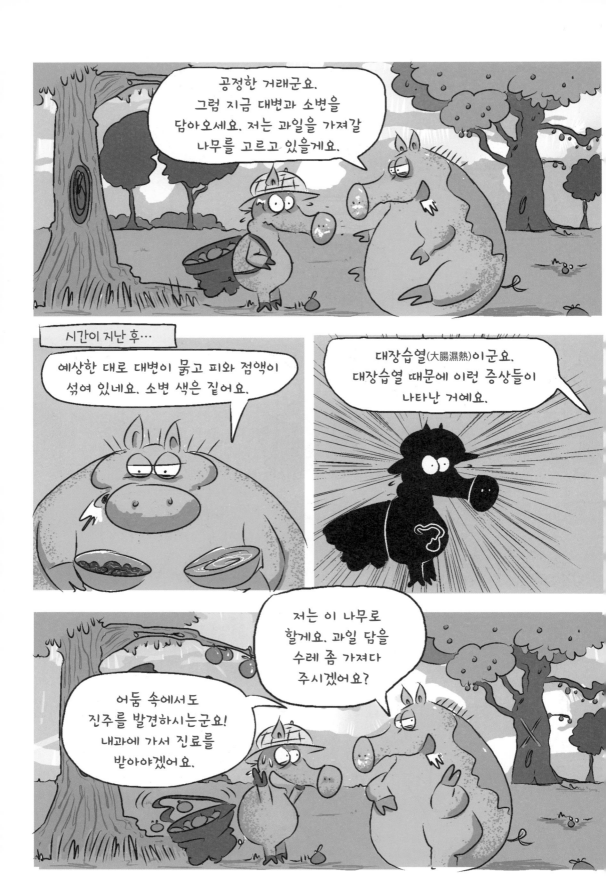

대장습열
大腸濕熱

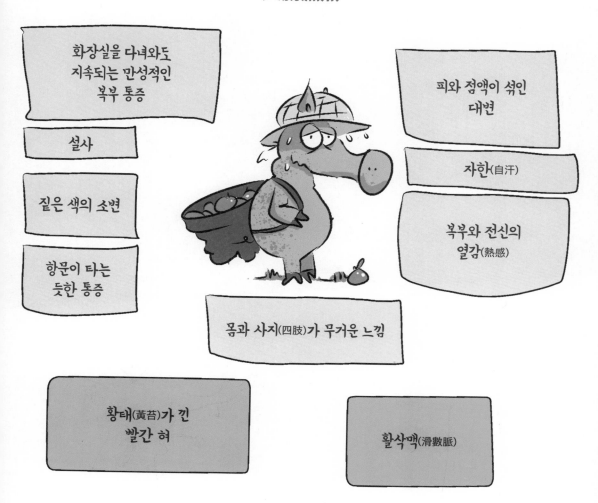

화장실을 다녀와도 지속되는 만성적인 복부 통증

설사

짙은 색의 소변

항문이 타는 듯한 통증

피와 점액이 섞인 대변

자한(自汗)

복부와 전신의 열감(熱感)

몸과 사지(四肢)가 무거운 느낌

황태(黃苔)가 낀 빨간 혀

활삭맥(滑數脈)

정글에서의 겨울
신장腎臟과 방광膀胱 증후군

겨울의 으스스한 추위가 시작되었지만 수업은 계속되었다. 마스터 보는 수업 때문에 몹시 지쳤지만 그의 젊은 제자에게 계속 지혜를 전수하였다. 황금 원숭이는 장부기관 (臟腑器官)과 그 질병들을 다룬 수업의 끝자락에 다다랐다. 그의 허연 입김이 공기 중에서 보였고 손가락 끝부분과 코끝이 살짝 파래졌다. 정글에 사는 동물들에게는 유난히 추운 겨울이었고, 많은 동물들이 낮은 기온 때문에 관절이 뻣뻣하고 등에 통증이 있다고 호소하였다.

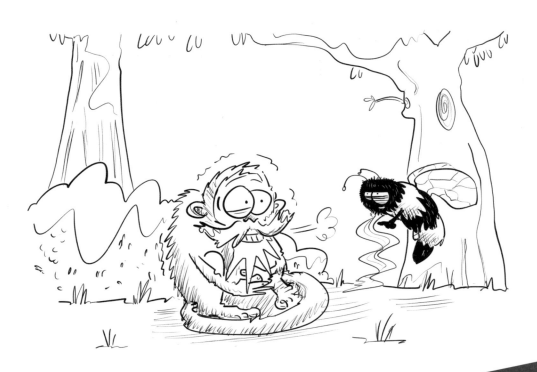

황금 원숭이: 스승님, 지쳐 보이십니다. 스승님의 나이가 흐르고 있다는 것이 느껴지네요. 스승님께서는 지난 네 계절 동안 생존하셨습니다. 벌에게는 오랜 시간이죠. 아직 가르칠 힘이 남아있다면 신장(腎臟)과 그 기능에 대해 듣고 싶습니다. 물론 스승님께서 휴식이 필요치 않으시다면요. 저는 수업이 끝나기 전에 스승님께서 급사(急死)하시는 것을 원치 않습니다.

마스터 보: 그래, 그건 사실이네. 나는 삶의 끝자락에 와있다네. 네 계절이 왔다 갔지. 그 시간 동안 많은 걸 경험했고 내 지혜는 더 위대해졌다네. 나는 늙은 벌이지만 한 가지 목표가 남아 있지. 내 삶이 끝나기 전에 자네의 수업을 끝낼 것이라네. 어서 신장과 그 기능에 대해 알아보도록 하지.

황금 원숭이: 좋습니다. 아주 기뻐요. 스승님, 모든 생명에게 필수적인 신장의 역할을 말씀해주세요.

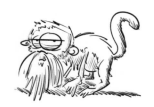

마스터 보: 신장은 생명체를 이해하는 데 매우 중요한 장기(臟器)라네. 신장은 음양(陰陽)의 근본이며 모든 삶의 보고(寶庫)이지. 신장과 연관된 정(精)을 잘 보존하는 자가 건강하게 장수한다는 이야기가 있다네. 전통 한의학의 가르침에 따르면 우리의 신장은 음(陰)과 양(陽)적인 측면을 가지고 있지. 신장의 음적인 측면은 삶의 물질적인 기초를 만들어내는 데 기여한다네. 신장 기능이 발현돼서 모든 생명체들이 영양을 공급받게 되는 것이지. 신장의 양적인 측면은 삶에서 필요한 온기(溫氣)와 모든 내적인 기능을 만들어 내고, 우리의 몸속에서 일어나는 모든 에너지 전환의 촉매제로 작용한다네.

황금 원숭이: 흠, 자동차 엔진과 비슷한 것 같군요. 신양(腎陽)이 그 연료를 사용하는 엔진 활동을 하는 동안 신음(腎陰)은 몸에 연료를 공급하는 건가요?

마스터 보: 음, 원숭이가 엔진에 대해 알고 있는 것이 의아하지만, 자네 말이 옳다네. 간단하지만 정확한 비유로군. 그리고 신음과 신양은 각각 균형을 맞추고 있지. 신양이 부족하면 온기가 없고, 몸에서 활동하지 않아 '연료'가 제대로 쓰이지 않게 되네. 모든 기능들이 저하되고 결국 질병이 발생하지. 만약 신음이 부족하면 반대 현상이 일어나네. 양(陽)적인 측면이 걷잡을 수 없이 타오르게 되지. 지나치게 활동하고 열이 많이 나지만, 음(陰)으로부터 자양물을 충분히 공급받지 못해서 억제하는 장기의 과항진이 일어나네. 또다시 부조화가 발생하는 것이지.

황금 원숭이: 음양의 조화를 이루기가 까다롭군요.

마스터 보: 그렇다네. 도교의 가르침 중에서 음양의 기술을 통달하는 게 장수하는 데 가장 중요하지. 무엇보다 두 음양 양극이 조화를 이루도록 도와주는 게 한의사의 역할이라네. 물론 음양은 무수한 방식으로 인체 내에서 존재하지만 우리가 대부분 손쉽게 음양부조화(陰陽不調和)의 부작용을 알 수 있는 곳은 신장의 활동이 이루어지는 곳이지.

황금 원숭이: 그렇다면 신장은 우리의 삶에 어떤 영향을 미치나요? 저는 신장이 노화와 생식과도 연관되었다고 들었습니다.

마스터 보: 사실이네. 자네가 아주 잘 배웠군. 신장은 모든 삶의 근원이라네. 이것은 주로 신장에 내장되어 있는 정수(精髓)인 정(精) 때문이지. 정은 우리의 탄생, 성장, 노화, 그리고 죽음을 책임진다네. 우리가 살아가는 동안 램프의 기름처럼 기름이 다 타버리게 되면 우리는 죽게 되는 것이지. 정은 두 가지로 존재한다네. 첫 번째는 부모님으로부터 받은 선천적인 정이고, 두 번째는 평화로운 마음을 유지하고 건강한 음식을 먹음으로써 얻을 수 있는 후천적인 정이라네. 선천적인 정을 통제하기는 어렵지만, 후천적으로 얻은 정의 질(質)과 양(量)은 우리가 삶을 살아가는 데 아주 중요하네. 우리가 램프에 있는 기름을 얼마나 빠르게 '태우는지'는 우리가 이 정을 어떻게 다루냐에 달려있을 거라네.

황금 원숭이: 스승님, 짝짓기를 말씀하시는 겁니까? 영장류의 짝짓기에 이 정의 일부가 쓰인다고 들었습니다.

마스터 보: 아, 그건 한의학을 공부하기 시작한 거의 모든 수컷 원숭이들의 가장 큰 걱정거리지. 정을 언급하면 젊은 수컷 원숭이들이 극심한 공포에 빠지게 된다네. 그래, 자네의 정액(精液)이 정에서 나온다는 것은 사실이라네. 하지만 정액이 곧 정이라고 생각하지는 말게. 그건 기공술사(氣功術士)로부터 전해진 잘못된 정보라네. 정액은 자네의 정으로부터 얻은 특별한 체액(體液)이지. 정액은 생식 활동을 하는 동안 정이 여행하는 운반체가 되고, 이 정은 모든 삶의 근본적인 원천이라네. 우리가 짝짓기를 할 때 정의 일부를 사용하는데 이때 정이 정액으로 변하지. 누군가와 성교를 하든 자위를 하든 정은 소모된다네. 성교는 생명체의 삶에서 평범하고 자연스러운 일이지. 하지만 과도하면 건강에 문제가 생긴다는 것을 잊지 말게.

과한 것은 문제를 일으키니 절제해야 하지. 남성과 여성의 신체적인 기능이 다르다는 것은 흥미로운데, 남성은 주로 성교로 정을 잃고 대신 여성은 매달 생리를 통해 정이 손실된다네. 그래서 여성들은 생리 주기를 건강하게 조절하는 게 매우 중요하지.

황금 원숭이: 이렇게 중요한 신장에 다른 기능들이 더 있습니까?

마스터 보: 그렇다네. 신장은 몸에서 많은 역할을 수행하고 있지. 주요한 기능 중 하나는 우리 내부 환경의 물의 움직임을 담당하는 것이네. 신장이 '내측의 수로를 다스린다'고도 하는데, 몸의 많은 부분에서 진액의 움직임과 분배(分配)를 돕기 때문이지. 이것뿐만이 아니라네. 신장은 상대 장기인 방광(膀胱)과도 관계가 있지. 신장은 방광과 연결되어 배뇨(排尿)가 효율적으로 일어날 수 있도록 한다네. 만약 어떤 식으로든 신양이 부족하여 배뇨가 너무 자주 일어나게 되면, 계속 소변을 보게 되고 소변 색은 투명해진다네. 만약 신음이 부족하게 되면, 소변량이 충분하지 않아 배뇨가 적게 일어나고 소변 색은 짙은 황색을 띠게 될 걸세.

황금 원숭이: 요약하면 신장은 몸의 음양의 근본이자 모든 삶의 근본이며, 노화 과정과 배뇨 작용을 포함하여 인체 내의 진액의 움직임을 다스리는군요. 기억해야 할 기능들이 많네요.

마스터 보: 아직 끝나지 않았네. 다른 기능들이 더 있지. 신장은 또한 귀의 건강을 다스리고 있다네.

신장이 약한 사람들은 특히 나이가 들면 청력이 약해진다네. 신장의 건강은 또한 머리카락에서도 살펴볼 수 있지. 신장의 힘이 약해지면 일반적으로 머리카락도 빠지기 시작한다네. 간혈(肝血)이 머리카락의 색깔과 윤기를 다스리지만 신장은 머리카락이 빠지지 않도록 하지.

이 외에도 신장은 '기(氣)의 닻'이라네. 폐장(肺臟)과 신장과의 관계의 중요성을 언급한 고대의 시구(詩句)가 있다네. 공기로부터 폐장이 기를 빨아드리는 것은 사실이지만, 이 과정이 효율적으로 일어나려면 신장이 건강해야 하네. 우리가 호흡할 때 기가 폐장으로 운반되는 것은 강한 신장 덕분이라네. 그렇지 않으면 폐장은 이 기를 유지할 수 없지. 결국 천식과 같은 증상들이 나타나기 쉽다네.

황금 원숭이: 아직 더 남았습니까? 충분히 많이 배웠는데요. 이것들을 다 기억하기도 훨씬 전에 저의 정이 먼저 고갈될 것 같아요.

마스터 보: 이제 거의 다 됐다네. 신장의 중요한 두 가지 기능 중 첫 번째는 신장이 우리의 골수(骨髓), 즉 수(髓)의 근원이라는 것이지. 수는 정으로부터 나와 뼈와 척수와 뇌까지 채워주는 물질로 변하네. 어떻게든 이 기능이 약해지면 뇌는 적절한 기능을 하지 못하고 사람의 머리가 둔해지지. 결국 그들은 기억력이 나빠져서 고생할 수 있다네. 이것은 고대 도가(道家)들의 모습을 보면 알 수 있지.

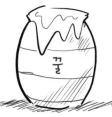

두 번째 주요한 신장의 기능은 신장이 몸의 아래에 있는 두 가지 '출입문(竅)'을 다스리는 것이라네. 이 출입문이 요도(尿道)와 항문(肛門)이지.

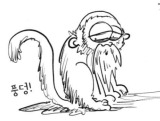

풍덩!

정(精)이 부족해져서 '출입문'이 약해진다면 이 문들이 열려서 소변이나 대변의 실금(失禁) 현상이 나타나고, 또한 몽정(夢精)을 할 수 있다네.

황금 원숭이: 우와! 많은 역할을 담당하고 있군요. 그런데 신장과 마음은 어떤 관계에 있나요? 신장에도 정신적인 측면이 있을 것 같은데 아닌가요?

마스터 보: 자네 말이 맞네. 내가 잊을 뻔했군. 자네는 알지 못하겠지만 내 신장은 약해질 거라네. 신장은 의지력 '지(志)'의 집이고 '지'는 우리가 추진력을 얻게 해주지. 혼(魂)의 계획도 지의 의지력이 없다면 소용없다네. 지가 약해지면 사물을 꿰뚫어보는 능력이 없지. 한 가지 일에 집중하고 일이 아주 어려워도 마음을 굳게 먹는 능력은 신장과 관련되네. 자네가 한의학 공부를 그렇게 오래 계속할 수 있는 건 지 덕분이지. 만약 자네의 의지력이 약했다면 오래전에 그만두었을 거라네.

황금 원숭이: 스승님, 맞습니다. 신장의 역할을 좀 더 잘 이해할 수 있을 것 같아요. 이제 신장이 약해지면 어떤 증상이 나타나는지 설명해주시겠어요?

마스터 보: 신장과 연관된 장기인 방광에 영향을 주는 많은 증후군들이 있다네. 신기부족(腎氣不足), 신음부족(腎陰不足), 신양부족(腎陽不足), 신정부족(腎精不足), 신불납기(腎不納氣), 심신불교(心腎不交), 방광허한(膀胱虛寒), 방광습열(膀胱濕熱),방광습한사(膀胱濕寒邪)라는 것들이지.

신기부족

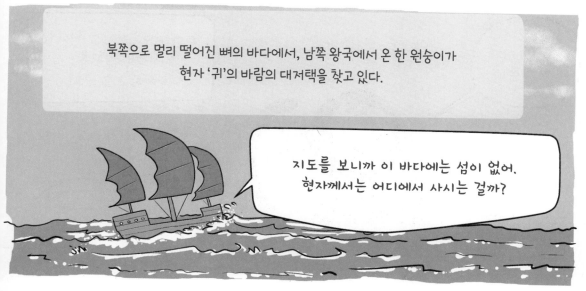

북쪽으로 멀리 떨어진 뼈의 바다에서, 남쪽 왕국에서 온 한 원숭이가
현자 '귀'의 바람의 대저택을 찾고 있다.

지도를 보니까 이 바다에는 섬이 없어.
현자께서는 어디에서 사시는 걸까?

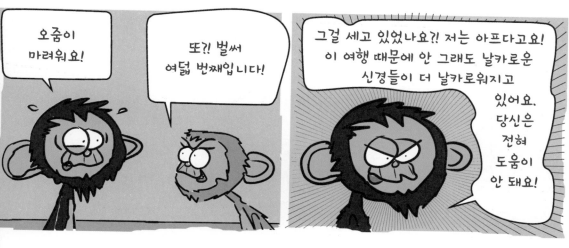

오줌이 마려워요!

또?! 벌써 여덟 번째입니다!

그걸 세고 있었나요?! 저는 아프다고요!
이 여행 때문에 안 그래도 날카로운
신경들이 더 날카로워지고
있어요.
당신은
전혀
도움이
안 돼요!

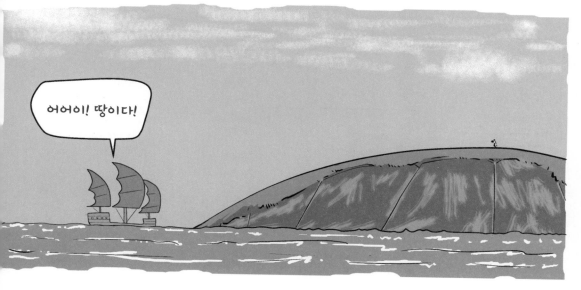

어어이! 땅이다!

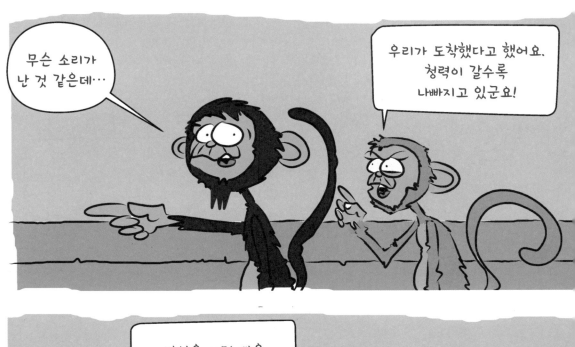

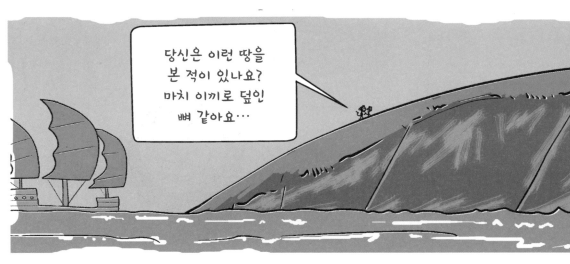

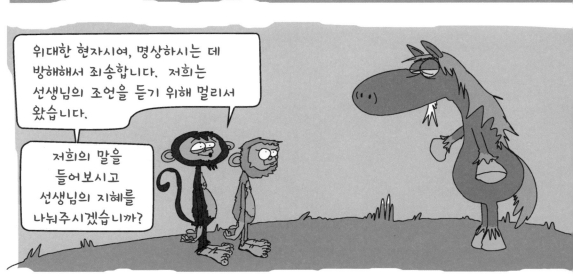

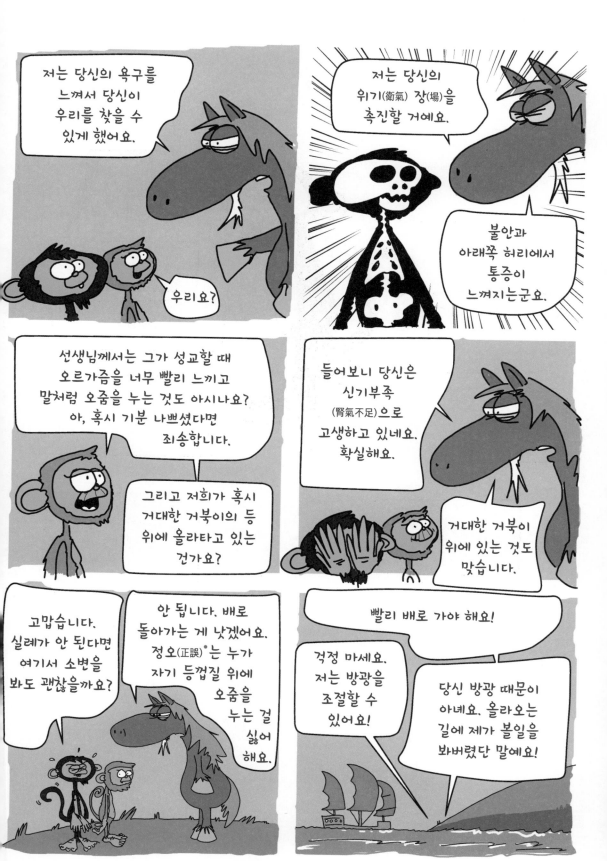

* 정오(正誤): 거북이의 이름. 옳고 그름을 판단하는 거북이를 일컫는다.

신기부족

腎氣不足

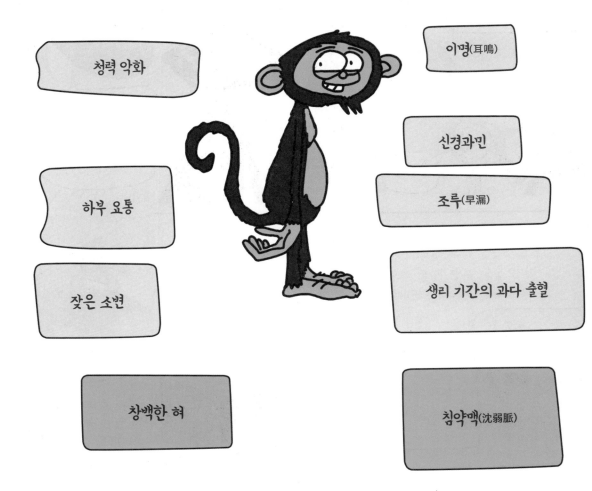

청력 악화

이명(耳鳴)

신경과민

조루(早漏)

하부 요통

잦은 소변

생리 기간의 과다 출혈

창백한 혀

침약맥(沈弱脈)

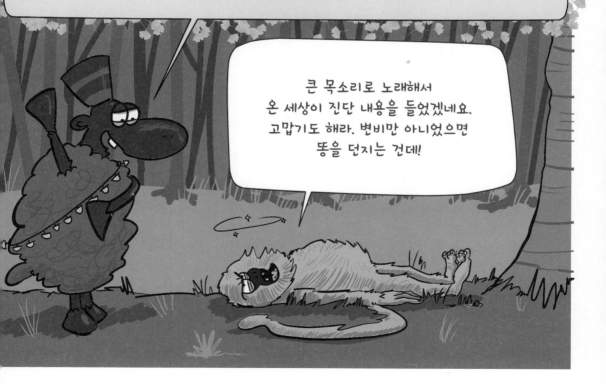

몽정(夢精)으로 속옷이 젖은 것을 발견한다면

꿈을 안 꿨더라도 속옷이 젖어있다면

밤에 땀을 흘리고 피곤하고 모든 것이 절망적이라면

신장의 음(陰)이 약해졌다는 신호!

이제는 신음(腎陰)에 집중해야 할 때!

청력(聽力)이 나빠지고 이명(耳鳴)으로 괴로워한다면

일어날 때 어지럽고 균형을 잡을 수 없다면

뼈에 통증이 있고 관절이 타는 것처럼 뜨겁다면

이제는 당신의 뼈에 주목해야 할 때!

발 안쪽에 있는 조해(照海)를 여행할 시간!

당신은 신음부족(腎陰不足)이라네.

신음부족 때문에 변비가 생긴다네.

이제 곧 아래쪽 허리에서 통증이 느껴지고 불안함도 찾아올 거라네.

기억력이 나빠진 원숭이처럼 행동하고

방금 들었던 지혜가 담긴 노래도

오래 지나지 않아 잊어버릴 거라네.

큰 목소리로 노래해서
온 세상이 진단 내용을 들었겠네요.
고맙기도 해라. 변비만 아니었으면
똥을 던지는 건데!

신음부족
腎陰不足

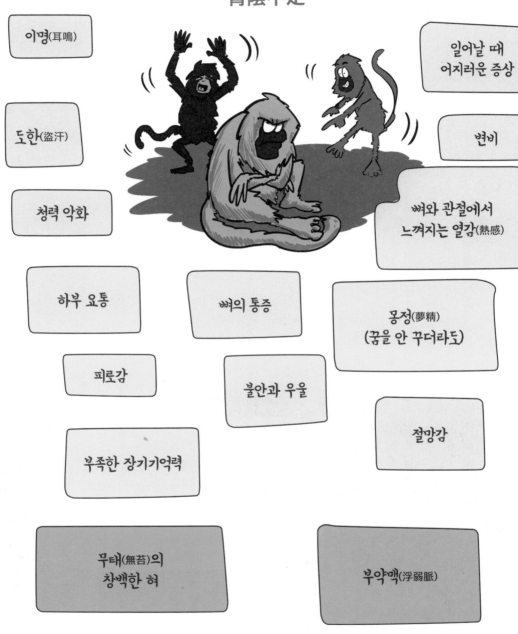

이명(耳鳴)

일어날 때 어지러운 증상

도한(盜汗)

변비

청력 악화

뼈와 관절에서 느껴지는 열감(熱感)

하부 요통

뼈의 통증

몽정(夢精) (꿈을 안 꾸더라도)

피로감

불안과 우울

절망감

부족한 장기기억력

무태(無苔)의 창백한 혀

부약맥(浮弱脈)

신양부족

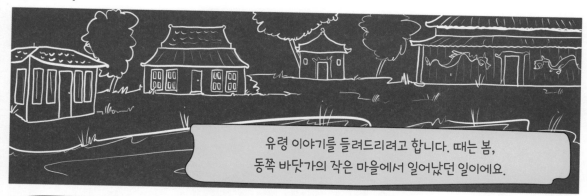

유령 이야기를 들려드리려고 합니다. 때는 봄,
동쪽 바닷가의 작은 마을에서 일어났던 일이에요.

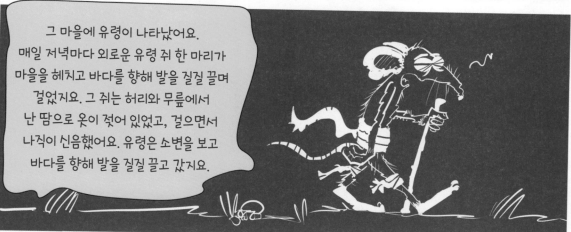

그 마을에 유령이 나타났어요.
매일 저녁마다 외로운 유령 쥐 한 마리가
마을을 헤치고 바다를 향해 발을 질질 끌며
걸었지요. 그 쥐는 허리와 무릎에서
난 땀으로 옷이 젖어 있었고, 걸으면서
나직이 신음했어요. 유령은 소변을 보고
바다를 향해 발을 질질 끌고 갔지요.

주민들은 외부에
도움을 요청했습니다.
그들은 유령의
모습을 묘사하고
용감하고 현명한 이가
마을에 와서 유령
쥐를 처리해주기를
애원했어요.

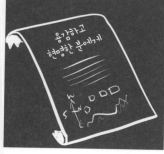

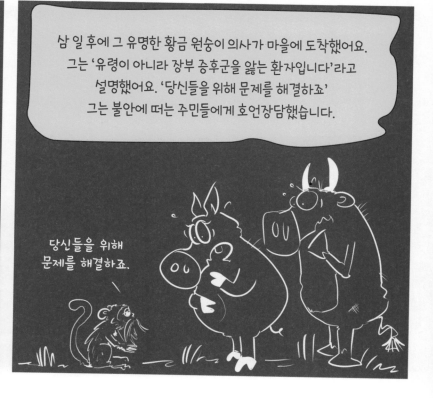

삼 일 후에 그 유명한 황금 원숭이 의사가 마을에 도착했어요.
그는 '유령이 아니라 장부 증후군을 앓는 환자입니다'라고
설명했어요. '당신들을 위해 문제를 해결하죠'
그는 불안에 떠는 주민들에게 호언장담했습니다.

당신들을 위해
문제를 해결하죠.

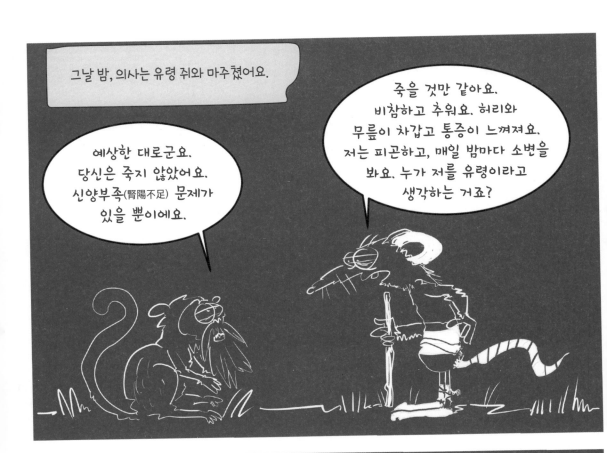

그날 밤, 의사는 유령 쥐와 마주쳤어요.

죽을 것만 같아요. 비참하고 추워요. 허리와 무릎이 차갑고 통증이 느껴져요. 저는 피곤하고, 매일 밤마다 소변을 봐요. 누가 저를 유령이라고 생각하는 거죠?

예상한 대로군요. 당신은 죽지 않았어요. 신양부족(腎陽不足) 문제가 있을 뿐이에요.

황금 원숭이는 쥐의 집으로 함께 가서 쥐를 치료하기 시작했어요. 이 상황이 우스워 웃음이 새어나왔죠. '제가 너무 창백해서 주민들이 저를 유령이라고 생각했나 봐요'라며 쥐가 큰 소리로 웃었어요. '쥐를 단 한 마리만 보는 건 매우 드문 일이니까요.'라고 황금 원숭이는 설명을 덧붙였어요. '신양부족은 여성이나 남성 모두에게 불임 문제를 일으킬 수 있어요. 불임은 당신의 가장 근본적 문제인 것 같군요.'라고 황금 원숭이는 주의를 줬답니다.

쥐들은 삼 주마다 아기들을 낳을 수 있어요. 선생님께서 이 증후군을 치료해주셔서 성욕과 생식력이 회복된다면 여름이 끝나갈 무렵이면 저만의 마을을 만들 수 있을 거예요!

신양부족

腎陽不足

투명한 색깔의 소변

몸이 차가운 느낌

피로감

매우 창백한 안색

하부 요통

잦은 소변

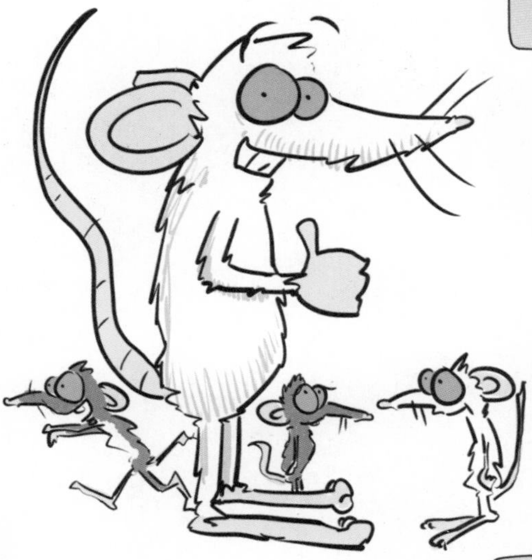

적은 정자(精子) 수

우울함

낮은 성욕(性慾)

소변이 마려워서 밤에 잠에서 깸

여성의 불임 문제

촉촉한 태(苔)가 낀 창백한 혀

허리와 무릎이 차가운 느낌

침약맥(沈弱脈)

신정부족

북쪽으로 멀리 떨어진 섬의 중앙에는 조해(照海)라고 알려진 커다란 호수가 있는데
그곳에 강인한 당나귀들 무리가 살고 있었다. 지(志) 무리라고 알려진 그들은 추진력과 투지로
유명했다. 섬을 방문한 이들 모두는 당나귀들의 삶에 대한 투지를 이야기했고
활기와 동기를 얻고 섬을 떠났다.

하지만 시간이 흐르자 당나귀 무리는 병약해졌다.
방문객들이 오지 않았고 무역이 중단되었으며 지역사회가 쇠퇴하였다.

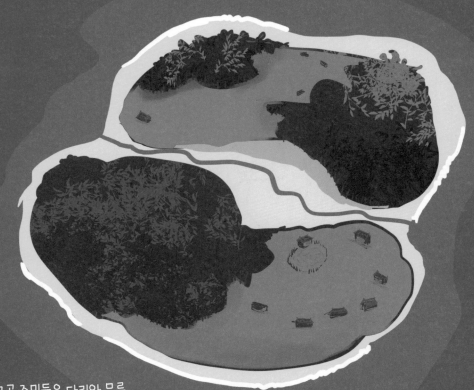

그곳 주민들은 다리와 무릎,
그리고 뼈가 약해지고, 허리에 통증이 생기고 치아가 빠지는 등 몇몇 질병들을 공통적으로 앓고 있었다.
귀에서 윙윙거리는 소리와 귀를 울리는 소리가 지속되며 시력과 청력도 나빠졌다.

게다가 그 지역사회 주민들은 멍청해졌고 기억력은 점점 나빠졌으며 신뢰도 잃어 갔다.

나이 든 당나귀들은 증상들이 더 심했고 건강도 급속도로 악화되었다.
장년층 당나귀들은 예상보다 이른 시기에 머리카락이 회색으로 변하거나 빠져서 고생했고,
태어나는 새끼 당나귀들의 수가 예전보다 줄어들었다. 새끼 당나귀들은 부실하게 성장했고
나이 든 당나귀들이 겪는 증상들을 그대로 경험했다. 또한 번식가능한 쌍들은 짝짓기한 후
상당히 약해졌다고 설명했다.

당나귀 원로들은 모여서 계획을 세웠다. 그들은 현자 의사 '귀'에게 도움을 청하기로 했다.
현자 의사 '귀'는 섬에 발을 들여놓자마자 선언했다.
"이곳은 정(精)이 상당히 많이 손실되어 있습니다.
당신들의 신장(腎臟)에 진(津)이 부족합니다. 그래서 이런 증상들을 겪게 된 것입니다."

현자 의사 '귀'는 즉시 섬을 가로질러 다니며 일하기 시작했다.
'귀'는 커다란 협곡을 방문하고 조해로의 근원(根源) 길을 여행했다.
　　또한 '귀'는 당나귀 무리들과 같이 일하면서, 당나귀들의 신장을 강화시키고
　　　　당나귀들의 명문화(命門火)°에 새로운 힘을 불어넣고
　　　　당나귀들의 지를 회복시켰다.

　　　당나귀들은 아주 기뻐했다. 몇몇 당나귀들은 금세 기분이
　　　좋아졌고, 모두가 현자 의사 '귀' 덕분에 당나귀들의 후손들이
　　　더욱 강해지고 건강해질 것이라 믿었다.

　　　"우리는 당신의 명예를 위해 섬의 중앙에 거대한 조각상을
　　　세울 것입니다." 당나귀들은 현자 의사 '귀'에게 약속했다.
　　　그러나 '귀'는 이를 거절했다. 대신에 당나귀들에게
　　　독이 될 수도 있는 에고(ego, 자아)의 위험성을 상기시켰고,
다음과 같이 말했다.

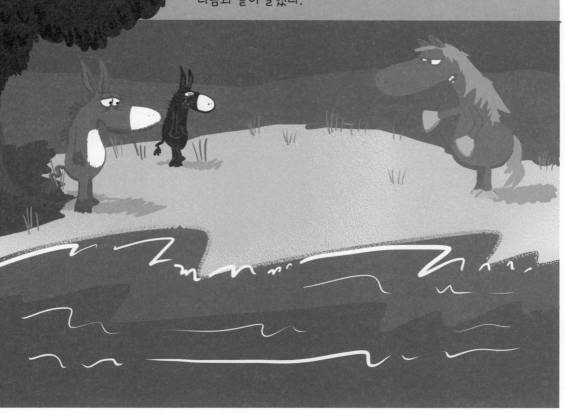

명문화(命門火): 신정(腎精)을 기화(氣化)시켜 인체의 생명활동을 가능하게 하는 근원 에너지로,
신양(腎陽)과 같은 용어이다.

255

"너무 높이 서있는 사람은 뿌리가 없다.
너무 멀리 걷는 사람은 절대 그들의 목표에 도달하지 못한다.
집중하려고만 노력하는 사람은 절대 깨달음을 얻을 수 없다.
항상 자신이 옳다고 생각하는 사람은 자기오만적이다.
자기비판이 없는 사람은 아무것도 성취할 수 없다.
착각은 오래가지 않을 것이다.
위의 것들은 도(道)에서 독이다.
하고 싶은 대로 하는 것과 자만하는 것은 질이 나쁜 행동이다.
그러니 도를 따르는 사람들이여, 이와 같이 행동하지 말지어다."

그리고 다른 말 없이 현자 의사 '귀'는 떠났다.

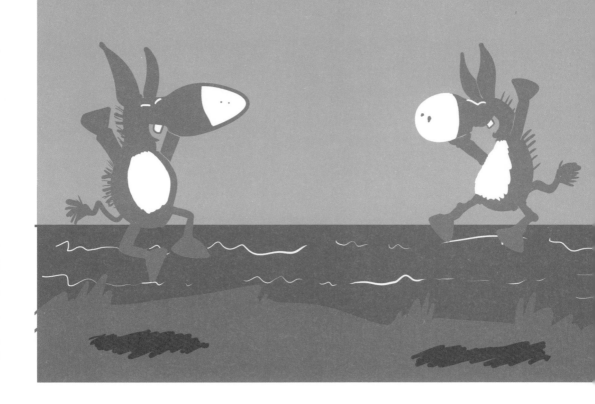

신정부족
腎精不足

유년기의
부실한 성장 발육

약한 뼈

약한 다리

무릎 통증

부족한 기억력

불임

성교 후
기력이 약해지는 증상

머리카락이 빠지고
이른 나이에
회색으로 변하는
증상

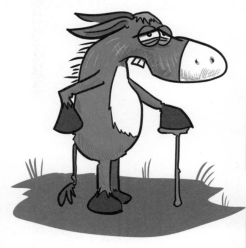

하부 요통

흔들거리는 치아

이명(耳鳴)

흐릿한 시야

청력 악화

지능이 떨어지는
현상

나이가 들면서
급격히 나빠지는 건강

열문(裂紋)이 있는
빨간 혀

침약맥(沈弱脈)

신불납기

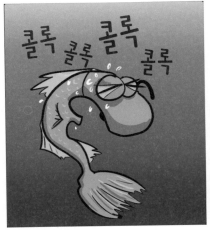

콜록 콜록 콜록 콜록

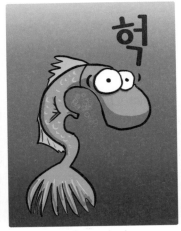

헉

잠시 동안 숨이
쉬어지지 않았어요.
천식은 아니겠죠?

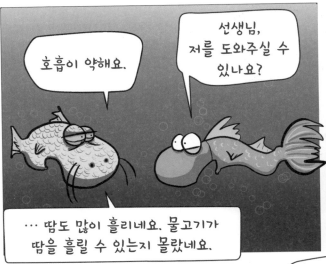

호흡이 약해요.

선생님,
저를 도와주실 수
있나요?

좀 더 크게
말씀해주실 수 있나요?
청력이 아주 나쁘고 이명(耳鳴)이
있어서 잘 안
들리거든요.

… 땀도 많이 흘리네요. 물고기가
땀을 흘릴 수 있는지 몰랐네요.

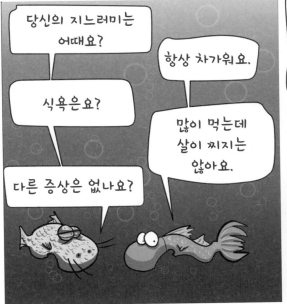

당신의 지느러미는
어때요?

항상 차가워요.

식욕은요?

많이 먹는데
살이 찌지는
않아요.

다른 증상은 없나요?

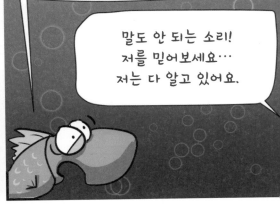

아래쪽 허리에 통증이 있고
선생님께서 말씀하시는 동안 소변을 봤어요.
그렇지만 소변 색이 아주 투명해서
선생님께서 눈치채지 못하시길 바랐어요!

말도 안 되는 소리!
저를 믿어보세요…
저는 다 알고 있어요.

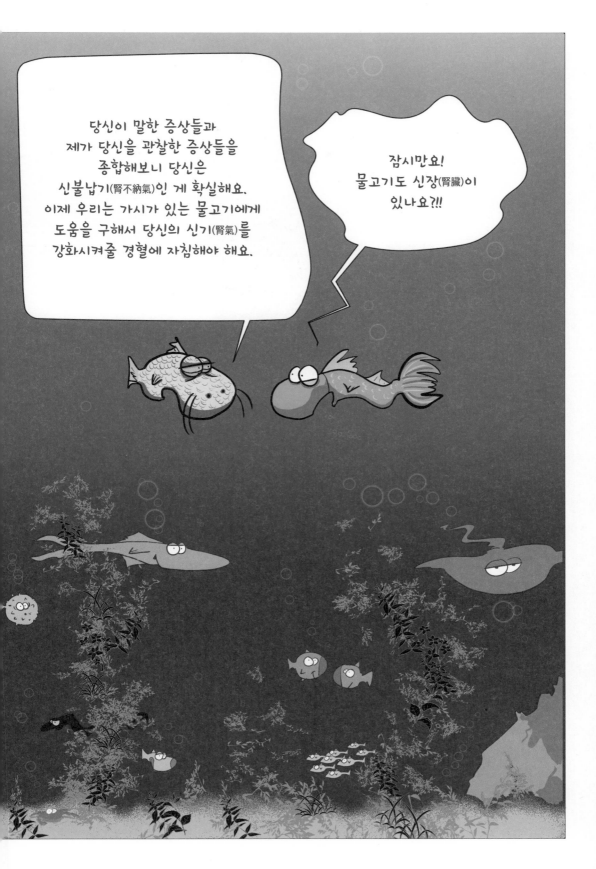

신불납기

腎不納氣

운동할 때
쉽게 숨이 차는
증상

약한 호흡

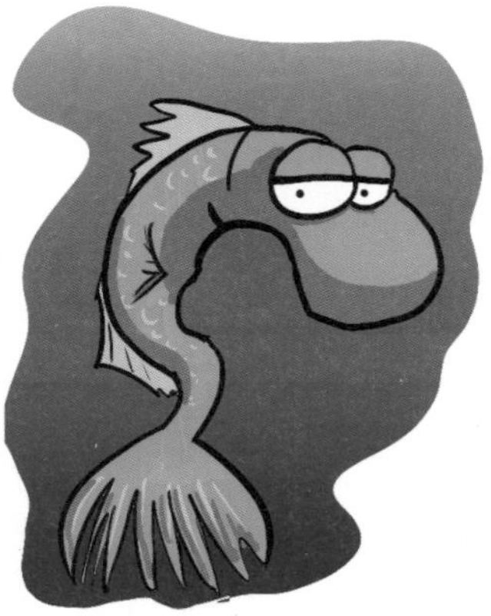

숨이 턱 막히는 증상

약하고 만성적인 기침

하부 요통

살찌지 않는 마른 몸

자한(自汗)

투명한 색깔의 소변

차가운 사지(四肢)

천식(喘息)

이명(耳鳴)

얇은 백태(白苔)가 낀
창백한 혀

침약맥(沈弱脈)

심신부조화

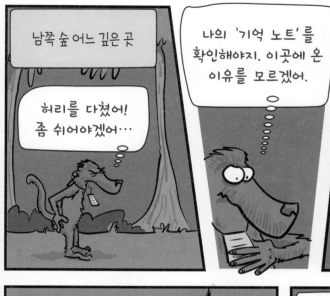

남쪽 숲 어느 깊은 곳

허리를 다쳤어! 좀 쉬어야겠어…

나의 '기억 노트'를 확인해야지. 이곳에 온 이유를 모르겠어.

네가 기억하지 못하는 경우에 대비해서 쓴다. 너는 현자 '정'을 찾고 있어. 너의 기억력은 형편없고 잠도 잘 못 자고 성욕을 느낄 때 정액이 바로 배출돼. 소변 색은 짙고 마음은 제대로 쉬지를 못해. 그리고 급격한 기분 변화에 주의하렴!

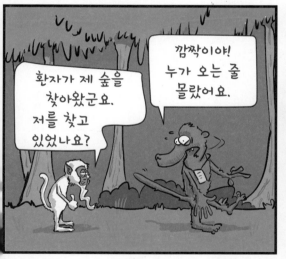

환자가 제 숲을 찾아왔군요. 저를 찾고 있었나요?

깜짝이야! 누가 오는 줄 몰랐어요.

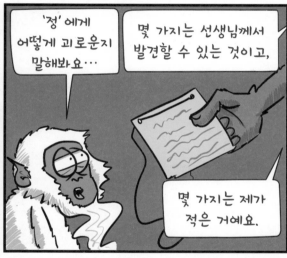

'정'에게 어떻게 괴로운지 말해봐요…

몇 가지는 선생님께서 발견할 수 있는 것이고,

몇 가지는 제가 적은 거예요.

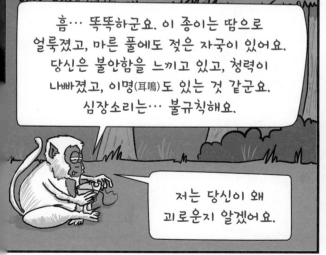

흠… 똑똑하군요. 이 종이는 땀으로 얼룩졌고, 마른 풀에도 젖은 자국이 있어요. 당신은 불안함을 느끼고 있고, 청력이 나빠졌고, 이명(耳鳴)도 있는 것 같군요. 심장소리는… 불규칙해요.

저는 당신이 왜 괴로운지 알겠어요.

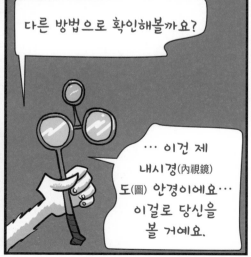

다른 방법으로 확인해볼까요?

… 이건 제 내시경(內視鏡)도(圖) 안경이에요… 이걸로 당신을 볼 거예요.

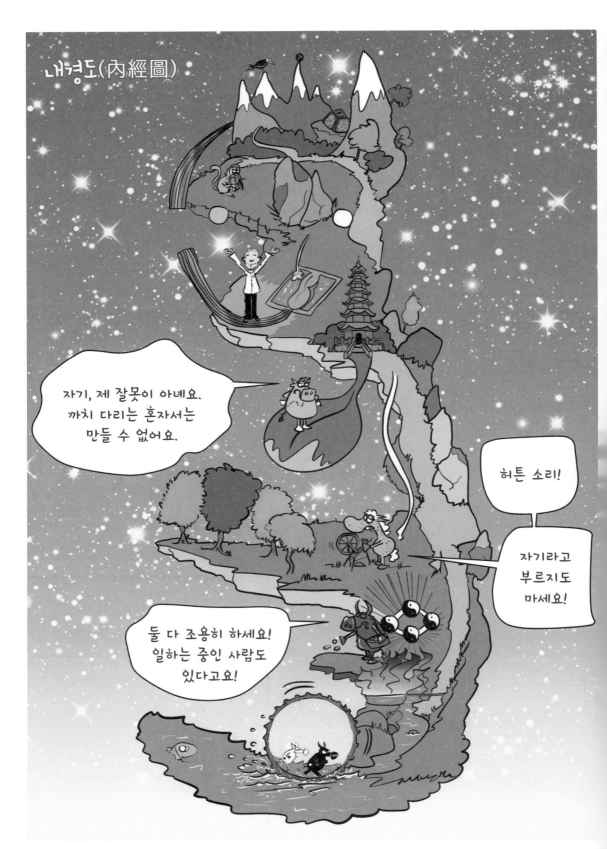

내경도(內經圖)

• 내경도(內經圖): 도가에서 전해지는 인체해부도로 인체의 구조와 원리, 상호연관성을 설명한다

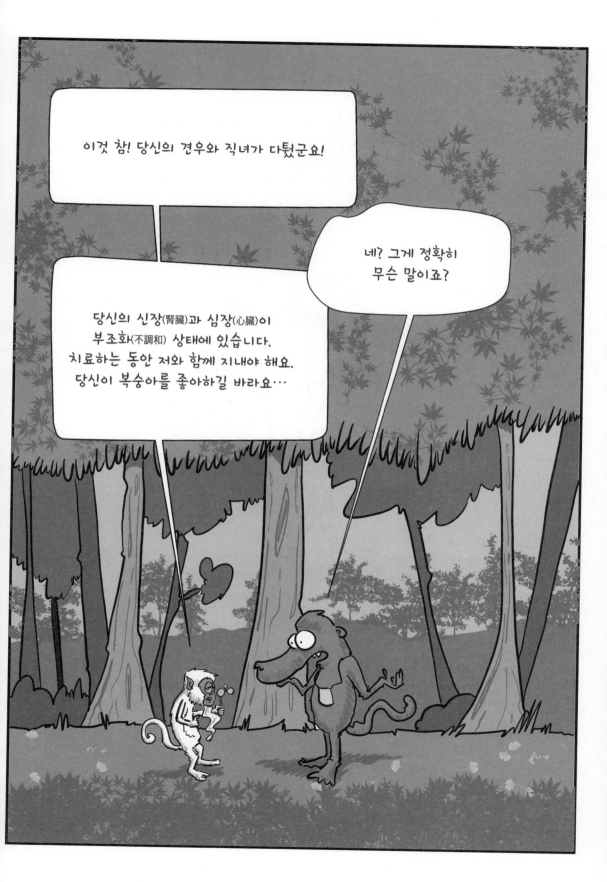

심신부조화
心腎不調和

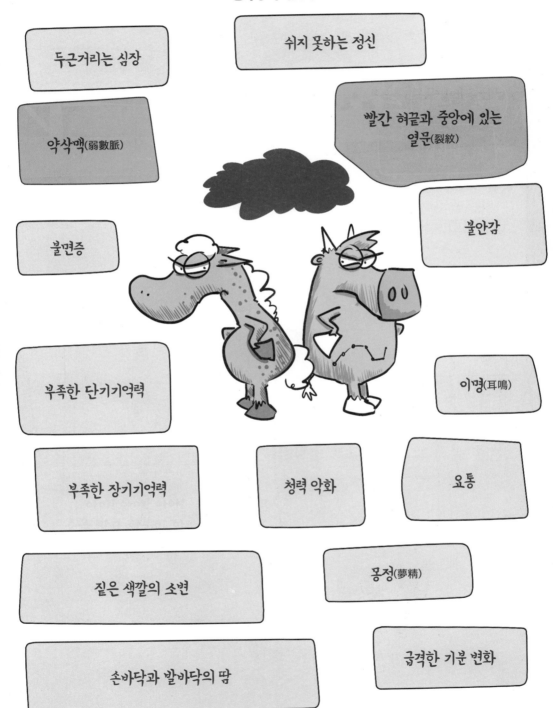

두근거리는 심장

쉬지 못하는 정신

약삭맥(弱數脈)

빨간 혀끝과 중앙에 있는 열문(裂紋)

불안감

불면증

부족한 단기기억력

이명(耳鳴)

부족한 장기기억력

청력 악화

요통

짙은 색깔의 소변

몽정(夢精)

손바닥과 발바닥의 땀

급격한 기분 변화

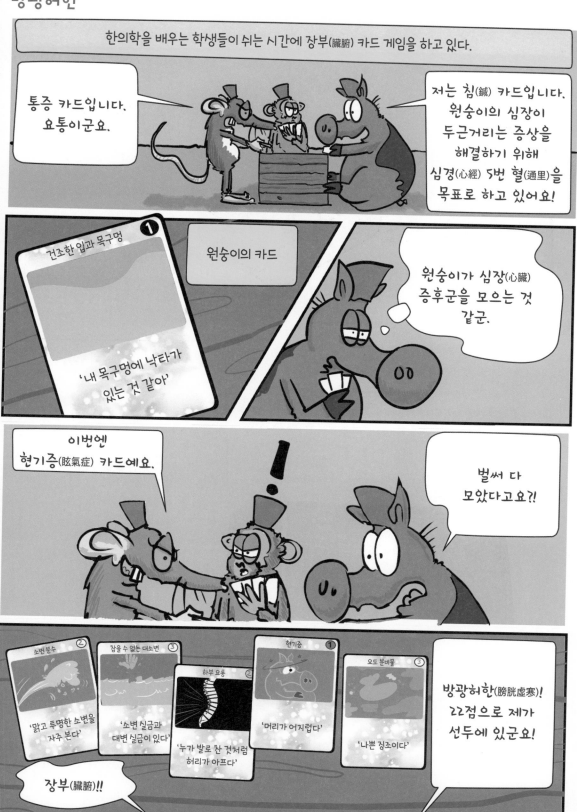

방광허한
膀胱虛寒

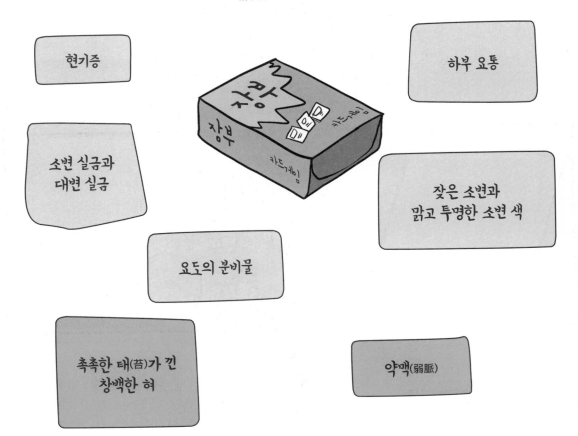

현기증

하부 요통

소변 실금과
대변 실금

잦은 소변과
맑고 투명한 소변 색

요도의 분비물

촉촉한 태(苔)가 낀
창백한 혀

약맥(弱脈)

방광습열

위대한 요리사 님, 약속하신 요리법을 받아오라고 제 주인님이 저를 보내셨습니다.

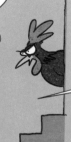

기다리고 있었어요. 들어와서 제가 하는 말을 정확히 적어요. 제 요리법은 아주 자세하답니다!

양파가 부드러워질 때까지 볶습니다.
다진 감자를 8온스 더 넣고 약불에서
5분 정도 더 볶습니다.
아야, 배가 아파요! 제가 소변을 보고
올 때까지 잠시 기다려주세요.
으악! 타들어가는 느낌이에요!
소변 색은 너무 노랗고요.
열이 나서 당황스럽네요.
저는 최근 들어 소변도 많이 본답니다.
그나저나 제가 어디까지 설명했죠?
이제 콩 8온스를 넣고 신선한 민트 한 가지와
채소 스톡 1/4 파인트를 넣어주세요.
제가 앉아 있어도 양해해주세요.
최근에 열이 꽤 나고 있거든요.
이 혼합물을 가열해서
감자가 부드러워질 때까지 끓입니다.
이렇게 만든 퓨레에 양념을 더해
음식을 제공하면 끝납니다.

며칠 후

황금 원숭이 선생님께서 요리법을 알려줘서 고맙다고 하셨습니다. 그리고 당신의 방광습열사(膀胱濕熱邪)를 치료하려면 빨리 찾아오라고 제안하셨습니다.

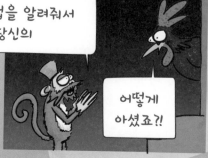

어떻게 아셨죠?!

방광습열

膀胱濕熱

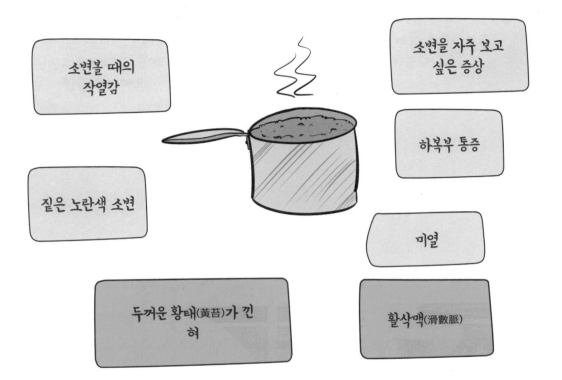

소변볼 때의 작열감

소변을 자주 보고 싶은 증상

하복부 통증

짙은 노란색 소변

미열

두꺼운 황태(黃苔)가 낀 혀

활삭맥(滑數脈)

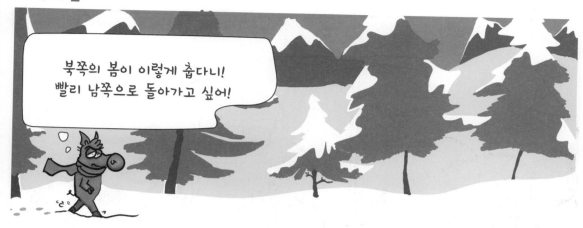

북쪽의 봄이 이렇게 춥다니!
빨리 남쪽으로 돌아가고 싶어!

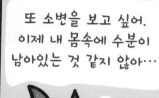

또 소변을 보고 싶어.
이제 내 몸속에 수분이
남아있는 것 같지 않아…

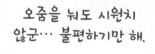

오줌을 눠도 시원치
않군… 불편하기만 해.

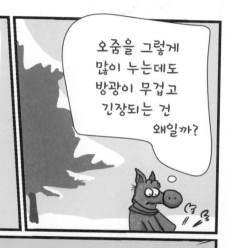

오줌을 그렇게
많이 누는데도
방광이 무겁고
긴장되는 건
왜일까?

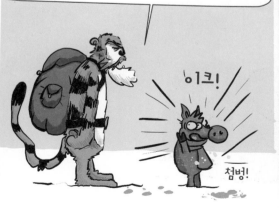

당신이 지나간 곳에 물웅덩이가 생겨
얼었어요. 혹시 당신의 영역을 표시한
것인가요? 그게 아니라면 당신의 방광에
문제가 있어서 나타난 현상일 거예요.

이크!

첨벙!

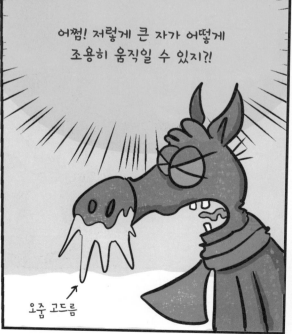

어쩜! 저렇게 큰 자가 어떻게
조용히 움직일 수 있지?!

오줌 고드름

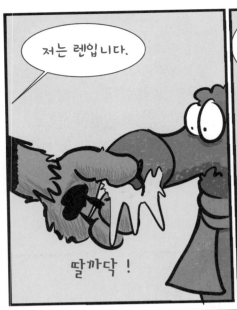

저는 렌입니다.

딸까닥 !

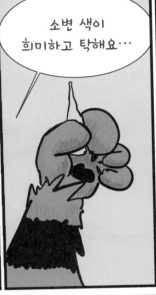

소변 색이
희미하고 탁해요…

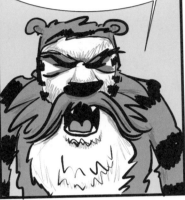

… 당신의
방광(膀胱)은 한습사(寒濕邪)를
앓고 있군요.

위대한 현자시여, 고맙습니다!

텐트 세우는 걸 도와주면
당신의 병을 치료해줄게요.

제발 저에게
선생님의 커다란 배낭 안에
난로가 있다고 말씀해주세요!
이 상태가 지속된다면 꽁꽁 언
핫도그가 될 거예요.

방광한습사
膀胱寒濕邪

잦은 소변

요도(尿道)의 불편함

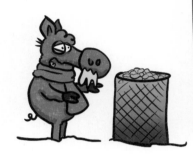

아랫배의 긴장감과 무거운 감각

탁한 소변

두꺼운 백태(白苔)가 낀 혀

활지맥(滑遲脈)

마스터 보의 죽음

황금 원숭이는 그의 수업을 거의 끝마치게 되었다. 그는 장부기관(臟腑器官)을 이해할 수 있는 전설적 인물이 되었고 그의 진단 능력은 어느 누구에게도 뒤지지 않았다. 황금 원숭이는 임종을 앞둔 스승 마스터 보에게 감사의 말을 전해야 한다. 마스터 보는 기(氣)와 정(精)이 고갈되었고, 여위고 부르튼 입술로 컵 안의 벌꿀을 조금씩 마시고 있다.

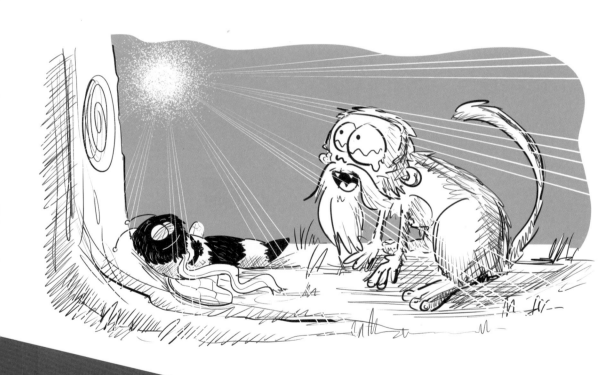

황금 원숭이: 스승님, 저를 떠나시면 안 됩니다. 저는 아직도 배울 게 많습니다. 저는 결합된 장부(臟腑) 증후군과 복잡한 증후군, 그리고 정신 증후군을 알고 싶습니다. 제가 그런 것들을 배우려면 어떻게 해야 할까요?

마스터 보: 털북숭이 제자여, 자네는 가장 훌륭한 제자였네. 자네는 많은 것들을 배웠고 위대한 것을 성취하기 위해 앞으로 나아갈 것이네. 자네가 배운 증후군들은 몸에서 음양부조화(陰陽不調和)의 기초가 될 거라네. 자네가 이 증후군들의 고유한 작용을 이해하고 한의학적으로 사고한다면 수많은 질병들을 치료할 수 있게 될 테지. 이제 더 이상 걱정하지 말게. 나는 지난 열두 달 동안 유익한 시간을 보냈고, 평범한 벌들이 사는 것보다 오래 살았으니 이제 위대한 원천으로 돌아갈 때가 됐네.

황금 원숭이: 스승님께서 떠나가시는 걸 보니 너무 슬픕니다. 앞으로도 꾸준하게 학문에 정진하여 스승님의 가르침을 따르겠습니다.

마스터 보: 역시 현명하군. 어느 생명체도 자신의 전 생애에 걸쳐 공부한다고 해도 한의학의 전부를 배울 수 없었지. 자네는 이제 한의학의 기초를 파악했으니 남은 생애 동안 지식을 계속 발전시켜 나가야 하네. 삶은 자네를 위대한 의사가 되도록 이끌어 줄 것이고, 자네의 업적은 역사에 남겨질 거라네.

황금 원숭이: 스승님 감사합니다. 스승님께 진 빚은 결코 갚을 수 없을 것입니다.

그리고 위대한 스승 마스터 보는 마지막 숨을 쉬었다. 그의 정과 기는 소진되었고 그는 위대한 여행의 다음 단계로 접어들었다. 마스터 보는 도(道)의 세계로 되돌아갔다.

황금 원숭이는 가만히 앉아서 그의 스승이 죽음의 왕국으로 가는 과정을 바라보았다. 그는 스승의 몸이 이완되고 축 늘어지는 것을 보았다. 이 세상을 떠날 때 마스터 보의 얼굴에 평화로운 빛이 떠올랐다.

그러고 나서 그는 죽은 스승의 몸에서 하얀 빛의 공이 흘러나와 몸 위에 떠 있는 것을 보고 매우 놀랐다. 그것은 하늘을 향해 떠오르더니 사라지기 몇 초 전까지 허공에 있었다.

황금 원숭이는 마스터 보의 영혼이 순수한 의식의 왕국으로 되돌아가는 장면을 막 목격했다는 것을 깨닫자 깜짝 놀랐다. 이 영혼은 생의 다음 단계로 들어서고, 그의 스승은 다시 태어나 또 다른 삶을 살아갈 것이다. 이번 삶에서 마스터 보가 수행한 모든 일은 그의 영혼이 셀 수 없는 생애 동안 해왔던 다양한 여행의 일부분이 되었다.

마스터 보의 마지막 강의는 완벽했다. 마스터 보는 젊은 학생에게 도철학(道哲學)의 가장 중요한 측면을 가르쳤다. 모든 것은 흘러가며, 어떤 것도 영원하지 않지만 영혼 자체는 영원하며, 우리가 하는 모든 것은 단지 더 넓은 그림의 한 조각이라는 점을 가르쳤다.

황금 원숭이는 일어나서 스승에 대한 기억을 떠올리며 미소를 머금었다. 그리고 그의 환자가 기다리고 있을 정글로 되돌아갈 준비를 했다. 그는 가방 안에서 그가 잃어버렸던 바나나를 발견했다. 오늘은 좋은 날이 될 것만 같았다.

황금 원숭이가 기쁨에 취해 휘파람을 부는 순간, 갑자기 커다란 막대기처럼 뾰족한 무언가가 그의 머리를 강타하는 느낌이 들었다.

황금 원숭이: 아야! 누가 때리는 거야?

마스터 보: 어리석은 원숭이여, 지금 무얼 하고 있는가? 적어도 내 시신은 묻어줘야 하지 않겠나? 내 시신을 처리하고 나서야 다음 수련을 이어나갈 수 있을 걸세. 이번에는 귀신 쫓기와 명(命)에 기반한 질병이라네!

이럴 수가! 마스터 보는 영혼의 불멸을 성취했다. 그의 스승은 땅에서 조금 위로 떨어진 곳에서 하얀 빛으로 몸을 씻고 다리는 결가부좌 자세를 취하며 떠 있었다.
마스터 보의 지겨운 수업으로부터 황금 원숭이는 절대로 벗어날 수 없을 것이다…

감사의 글

폴 미첼(Paul Mitchell)에게 감사의 말을 전하고 싶다. 그는 나를 내적인 기술로 인도했고 수업 시간에 내가 끊임없이 이야기해도 참고 견뎌주었다. 또한 다모 미첼에게 감사의 말을 전하고 싶다. 그는 수 년 동안 나에게 우정과 가르침을 보여줬고 나를 지지해줬으며 이 책을 만들 수 있는 아이디어를 주었다. 부디 이 책이 다모 미첼의 기대를 뛰어넘기를 바란다.

이 책이 완성되는 데 도움을 준 출판사 싱잉 드래곤(Singing Dragon)의 제시카와 그녀의 팀에게도 무한한 감사를 보낸다. 마지막으로 지지와 격려, 조언을 아끼지 않은 파트너 빅키(Vicky)에게도 감사의 말을 전하고 싶다. 이 책을 만드는 데 수 개월이 걸렸고, 그동안 우리들은 도교(道敎)와 한의학, 신선(神仙)과 장자(莊子)에 관한 책들에 대해 많이 논의했다. 이 책들은 이야기를 만드는 데 매우 유용했다. 빅키의 조언과 지지, 인내와 빅키가 수집한 많은 책들 덕분에 이 책이 세상에 나올 수 있었다.

다시 한 번 감사의 말을 전한다.

스펜서 힐

작가 소개

스펜서 힐(Spencer Hill) 다양한 직업들을 가지고 있었지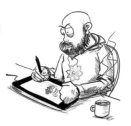만, 지금은 여러 가지 색깔의 크레용으로 '만화가'라고 쓰인 명찰을 자랑스럽게 달고 있다. 그는 어떤 상도 타본 적은 없지만 스웨덴 말뫼(Malmö)에서 투표하고 다음 해에 시상하는 '가장 재미있는 것을 발견한 사람' 상을 타길 희망한다. 런던 아트 컬리지에서 디지털 일러스트레이션을 강의하고 있으며 연(蓮) 내공(內功) 학교의 일원이기도 하다. 다모 미첼과 내공을 공부하며 태극권(太極拳)을 수련하고 있다. 도교 의학에 흥미를 느껴 이 책을 집필하게 됐으며, 맛있는 커피와 채식주의자용 케이크를 구비한 분위기 좋은 카페를 좋아한다. 그리고 콘플레이크의 검은 부분과 모든 종류의 파리를 싫어한다.

다모 미첼(Damo Mitchell) 영국 남부에서 태어나 수년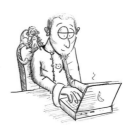동안 미국과 유럽뿐만 아니라 널리 아시아와 극동 지역까지 여행한 방랑자였다. 그는 평생 동안 한의학과 다양한 동양 예술을 공부했다. 이 가르침은 10대 때 무술 연습을 하면서 시작되었고 중국과 동남아시아에서 보다 깊은 수업을 받으면서 계속되었다. 그는 영국에서 한의학 학위를 취득했으며 국제적으로 운영되고 있는 연 내공 학교의 책임자이다. 저서로는 《A Comprehensive Guide to Daoist Nei Gong》, 《Daoist Nei Gong: The Philosophical Art of Change》, 《Heavenly Streams: Meridian Theory in Nei Gong》 등이 있다. 예술을 공부하거나 가르치지 않을 때는 좀비들과 전투를 벌이는 다른 차원에서 그를 만날 수 있다.

황금 원숭이의
한의학 강의

초판 인쇄 2020년 11월 20일
초판 발행 2020년 11월 25일

지은이 | 다모 미첼
그린이 | 스펜서 힐
옮긴이 | 조수웅
펴낸이 | 조승식
펴낸곳 | **BH** balance & harmony
공급처 | 도서출판 북스힐

등록 | 1998년 7월 28일 제22-457호
주소 | 서울시 강북구 한천로 153길 17
전화 | 02-994-0071
팩스 | 02-994-0073
홈페이지 | www.bookshill.com
이메일 | bookshill@bookshill.com

ISBN 979-11-5971-292-0
값 20,000원

BH balance & harmony는 (주)도서출판 북스힐의 그래픽 노블 임프린트입니다.
*잘못된 책은 구입하신 서점에서 교환해 드립니다.